潮

パニック障害と過呼吸

GS

幻冬舎新書

285

はじめに

「パニック障害」という診断名が世に知られるようになって、10年以上経つでしょうか。現在では相当、「パニック障害」が世に認知されるようになりました。その一方でいまだに、病気ではない「パニック状態」と混同されたり、いわゆる「パニックになる」「パニックに陥る」という言葉と同じ意味で使われたりすることが少なくありません。

本書では「パニック障害」とは何なのかを正しく説明し、簡潔で最善の治療法を示したいと考えています。あわせて、「パニック障害」以上によく知られ、「パニック障害」と関係の深い「過呼吸」についても説明します。本書を読んでいただければ「パニック障害」と「過呼吸」が理解でき、治療のために今何をすればよいのかが、明瞭にわかるでしょう。

本書の最大の目的は「パニック障害」に苦しんでいる人たちを一刻も早く救うことにあります。そのため難しい解説はできるだけなくすよう心がけました。専門家から見たら、説明不足と思われるところもあるかもしれません。しかし、まさに今、つらい思いをしている本人や家族のかたがスムーズに読み進められることが大切と考え、そのために最大限の配慮をしました。

一医師が本を通してできることには限界がありますが、本書が「パニック障害」で苦しむ人たちに少しでも役立つことを願っています。

パニック障害と過呼吸／目次

第2章　すぐ治る人、なかなか治らない人　57

図版作成　美創

第1章　「パニック障害」と「過呼吸」

「パニック発作」とはどんなものか？

「パニック障害」とは、「パニック発作」が繰り返し出現しているときに診断される病気です。そこでまず、「パニック発作」がどのようなものなのかをお話ししましょう。

世界の精神医学会でもっとも広く使われている、アメリカ精神医学会のＤＳＭ－Ⅳという診断基準にしたがえば、「パニック発作」は、以下のような項目に当てはまるかどうかで、診断を下すことができます。

突然に現れ、10分以内に頂点に

強い恐怖または不快を感じるはっきり他と区別できる期間で、そのとき、以下の症状のうち４つ（またはそれ以上）が突然に現れ、10分以内にその頂点に達する。

（１）動悸、心悸亢進《しんきこうしん》、または心拍数の増加

(2) 発汗
(3) 身震いまたは震え
(4) 息切れ感または息苦しさ
(5) 窒息感
(6) 胸痛または胸部の不快感
(7) 嘔気《おうき》または腹部の不快感
(8) めまい感、ふらつく感じ、頭が軽くなる感じ、または気が遠くなる感じ
(9) 現実感消失（現実でない感じ）または離人症状（自分自身から離れている感じ）
(10) コントロールを失うことに対する、または気が狂うことに対する恐怖
(11) 死ぬことに対する恐怖
(12) 異常感覚（感覚麻痺またはうずき感）
(13) 冷感または熱感

以上の13項目のうち4つ以上の症状が急に現れて、10分以内に頂点に達すれば、「パ

ニック発作」と診断されます。ここでそれぞれの項目について説明します。

(1)動悸、心悸亢進、または心拍数の増加

これらは「パニック発作」の症状のなかでほぼ100%出現する症状です。言葉としては、「胸がバクバクする」「胸がドキドキする」「脈が速い」「心臓が躍っている」「胸が張り裂けそうなほど心臓がドキドキする」などという表現で訴えられることが多いようです。

(2)発汗

文字通り汗が大量に出ます。緊張したり苦しかったりすれば、誰でも冷や汗をかきますが、「パニック発作」による汗も、このときにかく汗とメカニズムとしては変わりありません。「どうしよう、どうしよう」「何か大変なことが起こっている」と考えて汗が出てくる状況は、どちらの場合も同じです。発汗は(1)の動悸などに比べれば頻度は少ないですが、ほとんどの「パニック発作」で見られます。動悸がすれば冷や汗をかく

のは、病気でなくても、普通に見られる反応と言えます。

(3)身震いまたは震え

震えてしまうことです。これも(2)と同じく、人前で緊張したり、怖い目に遭ったりして体が震えるのと同じです。ほとんどの「パニック発作」に認められる症状です。呼吸が苦しくなると体が震えることも、病気でなくても、誰もが経験する反応でしょう。

(4)息切れ感または息苦しさ

これまでの3つの症状に伴う、もっと突き詰めれば、「動悸」に付随する症状と言っていいでしょう。動悸と息苦しさを訴え、汗を大量にかき、体が震えるのが典型的な「パニック発作」です。

(5)窒息感

息切れ感や息苦しさと区別するのは難しく、同じ症状と考えて差し支えないと思います。言葉としては「息がつまる」「呼吸ができない」などの表現で訴えられます。

(6)胸痛または胸部の不快感

(1)から(5)の症状があれば、必然的に出現する症状と言えます。「胸が痛い」「胸苦しい」と表現されます。

これら(1)から(6)までは、いわゆる呼吸器症状です。内科的あるいは一般的に、「過呼吸発作」「過換気発作」と呼ばれているものと同じと考えてよいでしょう。

この呼吸器症状こそが「パニック発作」の中核をなす、典型的な症状です。

(7)嘔気または腹部の不快感

典型的とまでは言えないものの、しばしば訴えられる症状です。病気でなくても、入試とか大事なプレゼンテーションのような非常に緊張する場面では、「吐き気がする」「お腹が痛くなる」といったことがよく見られます。それと同じです。

(8)めまい感、ふらつく感じ、頭が軽くなる感じ、または気が遠くなる感じ

これもよく認められる症状で、「頭に酸素が足りない気がする」「ふわふわしてまっすぐに立っていられない」「意識がなくなる気がする」などと表現されます。実際に意識がなくなる人もまれにはいますが、これは一時的な脳の酸欠によるものです。てんかんのような脳の障害によるものとはまったく異なります。これらの訴えが見られない「パニック発作」もあります。

(9)現実感消失(現実でない感じ)または離人症状(自分自身から離れている感じ)

これらは、「向こう側に違う自分がいる」「今、起こっていることは現実のこととは思えない」などという表現で訴えられます。激しい「パニック発作」の際に体験されることが多い症状です。

(10)コントロールを失うことに対する、または気が狂うことに対する恐怖

この症状の根底には、死への恐怖があります。今、現実に起きている「パニック発

作」によって自分がどうにかなってしまうんじゃないか、このまま狂ってしまうんじゃないか、もうずっとこのままなんじゃないか、などと考えてしまうのです。この症状も（9）と同じく激烈な「パニック発作」のとき、とりわけ初回の発作、ないしは体験して間もないときに多く出現します。

（11）死ぬことに対する恐怖

（10）の延長線上にある症状です。「パニック発作」がおさまったとき、しばしば「死ぬかと思った」と表現されますが、これがその症状です。

これら（9）から（11）は、激しいパニック発作に伴う症状ですが、強い不安や恐怖を感じたときには誰にでも必然的に生じる感覚と言えます。「パニック発作」の場合だけに見られる特有の症状というわけではありません。

（12）異常感覚（感覚麻痺またはうずき感）

文字通り、自らの五感が異常に感じられることを指します。「物事を感じとることができない」「体中が自分の意志とは無関係に働いている感じがする」などの言葉で表現されます。「パニック発作」が重篤で長時間にわたるときに体験されることがありますが、そのような場合でも必ず出現するわけではありません。

(13)冷感または熱感

「パニック発作」の際にはしばしば、「手足が冷たい」「体全体がほてっている」という症状を訴えることがあります。この感触も、私たちが日常の場面で過度に緊張したときに感じるのと同様のものです。

いわゆる「過呼吸」と同じ

以上の13項目のなかで4つ以上が存在すれば「パニック発作」という診断がつきます。ここまで説明してきたことからわかるように、中核になるのは呼吸器症状です。これまで、内科などで「過呼吸症候群」「過換気症候群」と呼ばれてきたものと同じと言ってよいでしょう（過呼吸については、のちほどあらためて説明します）。つまり（1）から（6）までが「パニック発作」の肝なのです。

そして「パニック発作」を決定づけるのは、これらの症状が突然に現れ、10分以内という短時間のうちに頂点に達する点にあります。症状が緩やかに進行していく場合は、「パニック発作」とは診断されません。

「パニック状態」とはどこが違うか？

以上のような「パニック発作」がひとたび出現すれば、混乱し、どうすればよいかと思い悩んでしまうのは当たり前の反応と言えます。このような混乱状態を、一般的な用語で、「パニック状態に陥る」と表現しても間違いではありません。

ただ、日常的な用語で「パニック状態に陥る」のは、なにも一瞬も気が抜けない差し迫ったときだけではありません。とくに呼吸器の症状がなくても、心配事やトラブルが積み重なった結果、どうしようもない状態になる場合も、「パニック状態に陥る」という言い方をします。

一般的な言葉である「パニック状態」と、医学用語の「パニック発作」とは、その成り立ちも、経過も明らかに異なります。私たち医療関係者のような「パニック発作」を知っている人や、ここまでの説明をお読みいただいた読者の皆さんは、「パニック状態」と「パニック発作」が違うものであるのは明らかなのに、どうしてわざわざそんなことを説明する必要があるのかと思うかもしれません。

しかしそれは、「パニック発作」を正しく理解しているからこそ言えることです。パニック障害の治療のために何度も私のクリニックを訪れている人のなかにも、自分の症状を「パニック状態になる」「パニックになってしまう」と説明する人がよくいます。これらの言い方が決して間違っているわけではないのですが、治療の対象となる「パニック障害」と、一般的な体験の「パニック状態」とを明確に区別できることは、回復のための第一歩として大切なことだと、私は考えています。

「パニック障害」の原因はまだ不明

自律神経が必要もないのに興奮する

これまで説明したような「パニック発作」が繰り返し出現し、発作がまた起こるんじゃないかと恐れている場合に、「パニック障害」と診断されることになります。

パニック障害の原因は、現在、まだ不明です。ただ、交感神経が意図せずに興奮するために発作が出現する、というメカニズムは明らかになっています。

自律神経には交感神経と副交感神経があります。大雑把に言うと、交感神経は体を動かす神経、副交感神経は体を休ませる神経で、昼間は交感神経が優位に、夜間は副交感神経が優位になります。

自律神経は生命の恒常性、つまりホメオスターシスを維持している神経であり、運動神経のように自分の意志でコントロールすることができません。したがって、一度働きが乱れてしまうと、なかなか元に戻らず、回復するのに時間がかかります。

パニック障害では、自律神経のうちの交感神経が、その働きが必要とされていないときに、勝手に働いてしまいます。たとえば100メートルを走ったり、怖いものに出くわしたりしたときに、私たちは誰でもドキドキしたり、心臓の鼓動が速くなったりします。それはそうなる必要が体に生じているからなのですが、パニック障害の人はそうなる必要がないのに、勝手に交感神経が興奮してしまいます。これがパニック障害の正体です。しかし残念ながら、なぜ勝手に働いてしまうのかは、まだわかっていないのです。

パニック障害の人は、内科などでしばしば、自律神経失調症と言われます。しかし、自律神経失調症という言葉は、たんに自律神経のバランスが崩れることによって起きる症状が出現しているということを表しているに過ぎません。医学的に正しい病名ではないことは、覚えておくとよいでしょう。

もう1つ、知っておいてほしいのは、パニック障害で死んでしまうことは100％ないということです。だからあなたの周りの人がパニック発作を起こして、「死にそう」「死んでしまう」と訴えたとしても、「絶対に死ぬことはない」と断言して安心させてください。

過呼吸のとき深呼吸するのは逆効果

「パニック発作」の中核症状である過呼吸のメカニズムも解明されています。

過呼吸とは過剰に呼吸をしてしまうことですが、なぜ呼吸によってたくさんの酸素を体内に取り入れるのに、苦しくなるのでしょうか。

これは以下のような理由によります。

血液中の酸素は、赤血球の成分であるヘモグロビンとくっついて、体の各部分まで運ばれます。各部の細胞では酸素を消費して二酸化炭素を排出しているので、二酸化炭素の濃度が高くなっています。そのような場所にいくと、ヘモグロビンは酸素を切り離して細胞に酸素を提供します。

しかし、呼吸をしすぎると、二酸化炭素が過剰に体外に排出されてしまい、血液中の二酸化炭素の濃度が下がります。そうすると、酸素とヘモグロビンの粘着度が上昇して、ヘモグロビンは酸素を切り離さなくなる、すなわち、細胞に酸素が提供されなくなってしまうのです。

細胞に酸素が足りなくなると、体は呼吸をさらに増やして、大量の酸素を取り込もうとします。しかしその結果、血液中の二酸化炭素の濃度がさらに下がって、ますます酸素が細胞に行かなくなるという、悪循環に陥ってしまうのです。

さらに悪いことには、二酸化炭素が少なくなると、体内がアルカリ性に傾きます。そうすると末梢にカルシウムが放出され、手足にしびれが来ます。これが過呼吸のメカニズムです。

つまり過呼吸のときには、酸素をこれ以上、体内に取り入れず、二酸化炭素を体外に出さなければよい、ということになります。過呼吸の応急措置として、ペーパーバッグ呼吸（紙袋を口に当てて呼吸する）が行われるのはそのためです。

また、もっと確実な呼吸法もあります。たとえば以下のような呼吸コントロール法です。

（1）何かをしているときなら、とりあえず安静な姿勢を取る。
（2）息を止めて、10数える。そのときに息を深く吸わないように気をつける。
（3）10まで数えたら、息を吐き、静かな落ち着いた調子で自らに「リラックス」と声かけをする。そのとき必ず鼻で息を吸うこと。

（4）3秒間、息を吐いて、3秒間息を吸うことを10回、1分間繰り返す。息を吐くたびに「リラックス」と自らに声をかける。
（5）1分間の呼吸をしたあと、再び10秒息を止める。
（6）そして再び3秒息を吐いて、3秒鼻で息を吸う6秒サイクルの呼吸を1分間続ける。
（7）発作が消失するまで呼吸法を続ける。

とっさのときにこんな複雑なことはできないと思われるかもしれませんが、ふだんから練習しておけば、過呼吸を抑えるのに、とても効果がある呼吸法です。この呼吸法については、のちほどあらためて説明します。

私たちは、息が苦しくなったときには、よく深呼吸をしなさいと言います。確かにそれは効果的なことも多いのですが、こと過呼吸、パニック発作には逆効果です。深呼吸をすると、酸素をたくさん吸って、よけいに苦しくなってしまうからです。パニック発作時には深呼吸をしてはいけないということも、ぜひ覚えておいてほしいことの1つです。

電車に乗れない、人ごみが怖い

パニック障害には、空間恐怖、もしくは広場恐怖と呼ばれる恐怖症が合併するケースが多く見られます。パニック障害の人のうち、おおよそ３人に２人は空間恐怖を伴っています。空間恐怖で多いのは、電車に乗れない、人ごみが怖い、長いトンネルや橋・高速道路が怖い、美容院や理容室に行けない、というケースです。

最初のパニック発作は電車や高速道路などで多く起こります。そうすると、それが一種のトラウマとなり、発作がコントロールされていても、また発作が起きるかもしれないという不安から、なかなか電車に乗れなかったり、高速道路や長い橋を運転できなくなってしまったりするのです。学校のなかで発作が起きやすいのは、その場に長時間いることが求められるような集会、強いストレスのかかる発表会などです。

悪いことに、発作が起きるかもしれないという不安は、ここでもあそこでもと拡大することが多く、しだいに行動範囲が狭くなっていきます。これを「全般化」と呼びます。

最悪の場合は外出そのものが困難になってしまいます。

しかし実は、集会や電車それ自体が原因になってパニック発作を引き起こすわけではありません。パニック発作は、集会に参加して発作が起こったらどうしよう、苦しくなってしまったらどうしようと、頭のなかで意識せずに考えてしまうために起こるのです。

このような頭の働きは、現実的な考えに基づかず、物事を誤って受けとめることによって起こります。この誤った受けとめ方を「認知の歪み」と言います。歪んだ認知を、現実に適応した、バランスのとれたものに改めていく治療法を、認知療法と言います。また、実際に過呼吸を体験して、それでも大丈夫だという認識を持ったり、実際に集会などに参加しながら自信をつけていったりする治療法のことを、行動療法と言います。

パニック障害には認知療法と行動療法を組み合わせた認知行動療法が有効です。もしあなた本人や周りの人がパニック障害で病院にかかっていて、認知行動療法について説明を受けたことがなければ、その医師は替えたほうがよいと思います。

薬より認知行動療法が望ましい

私のクリニックでは、認知行動療法をパニック障害の治療の中心においています。私自身、もし自分がパニック障害になったら、真っ先に迷わず認知行動療法を選択すると思います。

なぜでしょうか。

パニック発作による不安、恐怖などに対して、ほとんどの医師は抗不安薬を処方します。しかし抗不安薬は、たった1週間服用しただけで、薬への依存症状ができあがってしまいます。即効性があり、その場で発作を抑えるのに有効なのは確かなので、発作が起きたときにだけ飲む、もしくはお守り的に持っているという、必要最小限の使用に留めるべきだと思います。

抗うつ薬として広く処方されているSSRI（選択的セロトニン再取り込み阻害薬）もパニック障害に有効です。飲み始めの初期に副作用が強く出るのと、薬をやめるときに、ふらつきなどの離脱症状が出るのが難点です。

以上の理由から、私は、パニック障害はできれば薬なし、認知行動療法のみで治療するのがもっとも望ましく、それが無理ならば抗不安薬の使用を考慮、そして、抗不安薬の量が次第に増えていくようだったらＳＳＲＩを用いるのがよいと考えています。

誰でもかかる可能性がある病気

パニック障害はかかる確率がかなり高い病気です。とりわけ若い女性がかかりやすく、多いのは20代から40代前半です。子どもだと小学校の高学年から発症することがあり、上は70代の前半まで、かかることがあります。

原因は完全に解明されているわけではありませんが、初回の発症は、強いストレスがかかっている状況が多いとされています。仕事量の増大による過労、夫婦や恋人間のトラブルなど人間関係の悩み、重い身体疾患にかかったこと、進路の悩みなど、きっかけはいろいろで、いずれも私たちが日常で感じるストレスの延長線上にあります。何かパニック障害を引き起こしやすい特別なきっかけがあるわけではありません。その意味で、誰にでもかかる可能性があると言えます。

もちろん本人が悪いわけではありません。ですので、パニック障害で仕事や家事に支障が出たり、子どもが登校が困難になったりしたとしても、周囲の人は決して責めてはいけません。なまけているとか、もっと自分でなんとかしなさいとか言っても、本人が傷つくだけで何の効果もありません。

また、回復するまでにはそれなりの時間がかかります。焦りは症状の改善を確実に遅らせます。病気とじっくり付き合いながら治していくことが、本人にも周囲の人にも求められているのです。

なぜ強烈な不安に駆られるのか？

「パニック障害」には必ず不安感が伴います。考えてみれば、これは至極当たり前のことです。自分自身の身にわけのわからないことが起こったら、不安に駆られるのは当然と言えます。「パニック障害」は基本的には心身ともに健康な人がかかるのですからなおさらです。

私たちの誰もが不安を抱えて生きています。しかし「パニック発作」は誰もが経験するものではありません。さらにそれが非常に恐ろしいものとして体験されるために、通常とは異なった不安感が出現します。それは強烈で情緒的な不安であるために、あとになってもなかなか消えることなく、いつまでも「怖い」「恐ろしい」というイメージが残ってしまうのです。

「パニック障害」はどう診断するのか?

空間恐怖を伴うものと伴わないもの

先ほどは、アメリカ精神医学会のDSM-Ⅳにおける「パニック発作」の診断基準について説明しました。今度は、同じくDSM-Ⅳにおける、「パニック障害」の診断についてお話しします。

DSM-Ⅳでは「パニック障害」は大きく2つに区別されます。「広場恐怖を伴うパニック障害」と「広場恐怖を伴わないパニック障害」です。「広場恐怖」についてはあとであらためて説明するとして、「パニック障害」の診断基準は以下のようになっています(本書では基本的に「空間恐怖」という語を用いますが、DSM-Ⅳの日本語版は

「広場恐怖」と言っていますので、ここではそれに従います）。

A（1）と（2）の両方を満たす。
（1）予期しない「パニック発作」が繰り返し起こる。
（2）少なくとも1回の発作の後1カ月間（またはそれ以上）、以下のうち1つ（またはそれ以上）が続いていたこと
（a）もっと発作が起こるのではないかという心配の継続
（b）発作またはその結果がもつ意味（例：コントロールを失う、心臓発作を起こす、〝気が狂う〟）についての心配
（c）発作と関連した行動の大きな変化
B　広場恐怖の存在の有無
C　パニック発作は、物質（例：乱用薬物、投薬）または一般身体疾患（例：甲状腺機能亢進症）の直接的な生理学的作用ではない。
D　パニック発作は、以下のような精神疾患ではうまく説明されない。例えば、社会

恐怖（例：恐れている社会的状況に暴露されて生じる）、特定の恐怖症（例：特定の恐怖状況に暴露されて）、強迫性障害（例：汚染に対する強迫観念のある人が、ごみや汚物に暴露されて）、外傷後ストレス障害（例：強いストレス因子と関連した刺激に反応して）、または分離不安障害（例：家を離れたり、または身近な家族から離れたりしたとき）

それぞれどういうことを言っているのでしょうか。

発作が繰り返し起きている

（1）は読んでそのまま、「パニック発作」が繰り返し起こっていることが「パニック障害」の診断には不可欠ということです。言いかえれば、1回のみの、あるいは数回の「パニック発作」だけでは「パニック障害」という診断は下せないということです。「パニック発作」を1回ないし数回だけ体験する人は実際にしばしば存在します。女性の20人に1人は、一生のうち1回は「パニック発作」を経験するというデータもあります。女子中学生や高校生にはよく「過呼吸」を起こす人がいますが、これは「パニック発作」にあたります。

（2）は、「パニック発作」がひとたび起こったあと、1カ月以上にわたり、「また発作が起こるのではないか」と恐れたり、「何か恐ろしいこと、よくないことが起こるのではないか」と不安に苛《さいな》まれたり、「パニック発作」の再来を恐れるあまり仕事に行けなくなったり、友だち付き合いができなくなったりすることです。先ほどもお話ししたように、「パニック発作」自体が、ほとんどの人にとって、それまで体験したことのない強烈な経験であることを考えると、不安に駆られるのは当然とも言えます。

「パニック発作」は「パニック障害」でなくても起こる

これは、似たような症状のある別の病気をパニック障害と区別するための基準、専門用語で言うと、鑑別診断にあたります。「パニック障害」の診断を下すうえでは、それほど留意する必要はないと思いますが、「パニック障害」以外の不安障害でも「パニック発作」の症状が出るのは珍しくないということは、覚えておくとよいでしょう。

ほとんどの患者に見られる空間恐怖

逃げるに逃げられない場所・状況

先ほども述べたように、特定の場所や状況についての不安を「空間恐怖」あるいは「広場恐怖」と呼びます。最近では、「空間恐怖」と呼ばれることのほうが多いかもしれません。

「パニック障害」の人の半数以上に空間恐怖を伴うという研究があります。私がクリニックで患者さんを診ている感覚では、ほとんどの「パニック障害」の人になんらかの空間恐怖があります。「パニック発作」は、ある空間的な状況によって引き起こされます。自宅でただ寝ているときのような、空間的な要因なしで発症するケースは極めてまれです。

DSM-Ⅳでは、空間（広場）恐怖の診断基準は次のようになっています。

A　逃げるに逃げられない（または逃げたら恥をかく）ような場所や状況、またはパニック発作やパニック様の症状が予期しないで、または状況に誘発されて起きたときに、助けが得られない場所や状況にいることについての不安。空間（広場）恐怖が生じやすい典型的な状況には、家の外に1人でいること、混雑の中にいることまたは列に並んでいること、橋の上にいること、バス、電車、または自動車で移動していることなどがある。

注：1つまたは2〜3の状況だけを回避している場合には特定の恐怖症の診断を、または社会的状況だけを回避している場合には社会恐怖を考えること。

B　その状況が回避されている（例：旅行が制限されている）か、またはそうしなくても、パニック発作またはパニック様症状が起こることを非常に強い苦痛または不安を伴いながら耐え忍んでいるか、または同伴者を伴う必要がある。

C　その不安または恐怖症性の回避は、以下のような精神疾患ではうまく説明されない。例えば社会恐怖（例：恥ずかしい思いをすることに対する恐怖のために社会的状況のみを避ける）、特定の恐怖症（例：エレベーターのような単一の状況だけを避ける)、強迫性障害(例:汚染に対する強迫観念のある人が、ごみや汚物を避ける)、外傷後ストレス障害(例:強いストレス因子と関連した刺激を避ける)、または分離不安障害(例:家を離れることまたは家族から離れることを避ける)

典型的なのは飛行機と新幹線

「逃げるに逃げられない」場所・状況とは、どういうものでしょうか。典型的には飛行機や新幹線などの乗り物です。私の臨床経験では、もっとも空間恐怖の対象になりやすいのは、やはり電車です。それも新幹線や特急電車のように、一度乗ると、かなりの時間、降りることができない電車です。

ただ、必ずしも絶対的に逃れられない場所・状況であるとは限りません。興味深いのは、新幹線のように長い時間下車できないものが、「パニック障害」の人すべてに共通する空間恐怖の対象であるわけではないということです。たとえば、私鉄の急行、準急には乗れないけれど、各駅停車は乗れる、地下鉄は乗れる、新幹線も飛行機も大丈夫、という人がいます。また、ローカルの電車はすべて大丈夫だけれども、新幹線だけは乗れない、という人もいます。新幹線も含めて電車は何も問題ないけれども、飛行機は無理、という人もいます。

他の空間恐怖で多いのはトンネルと高速道路です。

トンネルは単純に、長さと空間恐怖の出現の頻度が比例するようです。私の診ている患者さんには、少しずつ空間恐怖を克服し、全長約2380メートルの日本坂トンネル（上り線）は大丈夫になったけれども、約8600メートルの恵那山トンネル（上り線）だけは難しい、という人がいます。

高速道路は乗れるか乗れないかのどちらかに二分されることが多いのですが、1人では難しいけれども同乗者がいれば大丈夫という人も少なくありません。自分が運転しているかどうかよりは、同乗者がいるかどうかが、分かれ目になるようです。

自動車に乗っているのと似た環境としては、エレベーターが怖くて乗れないという人もよくいます。狭い場所に閉じ込められるという恐怖が「パニック発作」を引き起こすようです。

長い橋もしばしば空間恐怖の場所になります。私のクリニックの近辺には木曽川、長良川、揖斐川という長い川があり、そこには当然長い橋がかかっています。そのような土地柄から、橋が渡れないという訴えはしばしば耳にします。

さらに空間恐怖の状況で多いのは人ごみです。実は私もそうなのですが、人の多いところは苦手という人間はたくさんいます。それでもたいていの人は、出かけていく必要があれば、それほど考え込むこともなく行動に移せます。しかし、空間恐怖のある人は、そうはいきません。「パニック発作」が起こったらどうしようと不安になり、人ごみに入って行くことに尻込みしてしまうようになります。

女性にこの傾向が強いのは、家族の日々の食事のための買い物や洋服を買うなど、男性よりスーパーや百貨店に行く機会が多いからかもしれません。ある「パニック障害」の女性は、コンビニは大丈夫で、あまり混んでいないスーパーも行けるが、品物が安くて新鮮で流行っているスーパーに行けないのが本当に不便だと言います。また、名古屋駅前の百貨店で買い物するのが大好きだったのに、「パニック障害」になってからはもう長いこと行っていないので悔しいとも話しています。

別の「パニック障害」の女性も、長いレジに並ぶと発作が起こりそうな気がするので、混んでいる時間帯に行けない、と言います。品物が安売りされて混みあってくる夕方にスーパーに行けないのは家計に響いて大変だとも話しています。

実は誰にとっても好ましくない場所

以上のような場所や状況が、典型的な空間恐怖が生じる空間なのですが、よくよく考えるとその多くは、私のような「パニック障害」から幸運にも免れている人間であっても、嫌な気分に陥りやすい空間であったりします。

もしこのまま電車のなかに閉じ込められたらどうしよう。高速道路で事故が起こって身動きできなくなったらどうしよう。橋が途中で壊れて立ち往生したらどうしよう。あるいは、混んでいる百貨店やスーパーは息苦しい。レジに長く並ぶのは落ち着かない等等。そのような想像が頭をよぎっても、空間恐怖から免れている人であれば、とりあえずそんな考えは棚上げにして行動できるのですが、空間恐怖の人はそれができず、不安と恐怖のあまり、行動が制限されてしまうのです。

この点は治療において非常に重要なことなので、あらためて治療編で述べたいと思います。

かかりやすい性格はあるのか?

「パニック障害」になりやすい性格を示す統計学的データはありません。男性よりも女性に出現しやすいことはわかっていますが、男性の「パニック障害」の人もたくさんいます。

たとえば、過度に自らの身体症状が気になるといった「パニック障害」の症状から、神経質な人がなりやすいのではないか、細かい人、几帳面な人がなりやすいのではないかと思われることもあります。

いったん「パニック障害」になってしまうと、「パニック発作」が気になって、どうしても身体症状に過敏になりがちなので、「パニック障害」の人はそのような性格の人が多いという印象を実際にも受けます。しかしそれは、病気のためにそうなってしまっただけで、よく話を聞いてみると、もともとはまったくそんな性格ではなかったという人が圧倒的多数です。むしろ、とても大雑把な性格だったのにとか、周囲からは明るい性格で細かいことは意に介さないタイプと言われていました、などという場合のほうが多いぐらいです。

ですので、「パニック障害」になりやすい特有の性格は存在しないというのが結論です。言いかえれば、私たちの誰もが等しく「パニック障害」になる可能性があるということでもあります。

一生のうちに一度でも「パニック障害」にかかる人の割合は、全人口の２％程度と言われています。

苦手な場所はなぜ広がるのか？

発作が「起こるかもしれない」という恐怖

ここまで説明してきたように、「パニック発作」を恐れるあまり日常生活の行動に支障を来すようになると、「パニック障害」と診断されます。

「パニック障害」の人の半数以上は、「パニック発作」が起こった場所や状況を、意識的に、あるいは無意識的に避けるようになります。「パニック発作」の二次的な障害は、主にこの空間恐怖によるものです。

たとえば人ごみで「パニック発作」を何度も体験した人は、ショッピングセンターや百貨店に行くことをためらうようになります。また降りられない車のなかで「パニック発作」を数回経験した人は、高速道路に乗ることを避けるようになります。

またある「パニック障害」の人は、会社でプレゼンテーションをするときに発作を経験したために、人前で何かすることを避けるようになってしまいました。

一方、「パニック障害」と診断されていても、はっきりした空間恐怖がなく、普通に日常生活を送っているように見える人もたくさんいます。けれどもこの場合でも、いろいろ話を聞いていると、エレベーターに乗らないようにするために、いつもエスカレーターを探すのだけれど、高層ビルでは上のほうの階にはエレベーターでしか行けないので不便だとか、展望階の綺麗な景色が見られなくて残念だとか、混雑した会場に行けないので、研修が受けられず、上司から小言を言われて大変だ、など、それぞれの悩みを抱えています。

これらの「空間恐怖」は「パニック発作」それ自体への恐れというよりも、『パニック発作』が起こるかもしれない、あるいはそこから逃げ出すことができないという「考え」が引き起こすものです。すなわち「空間恐怖」の人は、自分でそのような恐怖を作り出しているのです。この点は重要なことです。

日常生活で不便が増えていく

「空間恐怖」の範囲は拡大していくことも、知っておく必要があります。

先に例に挙げた、スーパーのレジに並ぶのが怖い主婦の人は、スーパーだけでなく、百貨店、子どもの学校、スポーツクラブ、趣味の社交ダンス場へと、瞬く間に苦手な場所が増えていきました。

また人ごみの苦手なサラリーマンは、研修だけでなく、会議や打ち合わせなど、いることのできない場所がどんどん増えてしまいました。

このように「空間恐怖」が広がっていくことを、「全般化」と呼びます。「空間恐怖」がある「パニック障害」の人の多くに、「全般化」が起きています。しかも、30％の人は、最初の「パニック発作」から1週間以内に避けたい空間が広がって、「全般化」が成立してしまうのです。

はじめて「パニック発作」を体験する人は、非常に大きな恐怖感を味わいます。そして当然ながら、その発作がどうして起こったかを考えますが、ほとんどの人はその理由はわかりません。初回の「パニック発作」に関して言えば、強いストレスがかかった状況で出現することがわかっています。しかし、このストレス状況はかなり長い時間を費やして成立するものなので自覚がなく、突然起こる「パニック発作」と結びつけて考えにくいのです。

けれども、理由はわからなくても、「パニック発作」が起こった場所と状況は克明に脳裏に焼きつけられます。そのため、「パニック発作」と場所や状況とは無関係であるにもかかわらず、場所や状況を恐れて回避するようになってしまうのです。これは心理学の用語では「条件付け」と呼ばれる反応、いわゆる「パブロフの犬」の話です。

「過呼吸」とはどんなもの？

「過呼吸症候群」「過喚気症候群」とはどんな病気？

ここまででも随所で触れてきましたが、本章の終わりに、過呼吸についてもあらためて説明しておきましょう。

パニック障害という病名が、アメリカ精神医学会の診断基準ＤＳＭ‐Ⅳに登場したのは、１９８０年です。それ以前は、パニック障害の症状は、過呼吸症候群あるいは過換気症候群と呼ばれていました。

パニック障害という病名が広く知られるようになったのは、長嶋一茂さんや、中川家の剛さん、大場久美子さんなどの著名人が、パニック障害にかかっていたことをオープンにするようになってからだと思います。私が精神科医として働きだした80年代後半はまだ、過呼吸あるいは過換気を繰り返す患者さんは、パニック障害よりも過呼吸症候群あるいは過換気症候群と呼ばれることが多かったという印象があります。最近では、過呼吸症候群あるいは過換気症候群は、「パニック障害」と呼ばれるほうが多くなりました。

すでにお話ししたように、「パニック発作」の典型的な症状が過呼吸です。「パニック発作」と過呼吸は、ほぼ同じものと考えて問題ありません。過呼吸すなわち「パニック発作」が繰り返し出現することで、初めて「パニック障害」と診断されます。

「パニック発作」自体はそれほど珍しい現象ではなく、発作が起きたからといって、即、病気というわけではありません。若い女性に多く、女性では20人に1人は、一生のうちどこかでそれを体験するというほど、きわめてありふれたものです。それ自体は、あまり深刻に考える必要はありません。「心の病」としての対処が必要になるのは、発作が繰り返し出現して、日常生活に支障を来すようになったときです。

最初は精神的なストレスから

最初の過呼吸は、精神的なストレスがきっかけで起こることが多いとされています。

恋人や友人など人間関係の悩み、仕事上のプレッシャーや過労、上司や部下との軋轢《あつれき》、自分自身の身体的な病気、家庭内での葛藤などです。どのぐらいの強さのストレスで起こるかは、人それぞれです。その人自身の個人的資質、受け止め方によって違います。精神的なストレスとは別に、マラソンを走ったあととか、慣れない登山をしたあとなど、単純に激しい運動をしたあと、過呼吸発作が出現することもあります。

最初の発作は、なんらかのはっきりしたきっかけによって起こることがほとんどですが、2回目以降は、とくに誘因がなくても発作が引き起こされることがしばしばあります。それは一度、過呼吸発作を起こした人は、自分でも気づかないうちに、ふだんの呼吸が速くなってしまっていることが多いからです。少しの深呼吸や軽い運動、あるいはリラックスしてテレビを見ているときでさえ、過呼吸が起きてしまうのは、そのためです。

なぜ若い女性に多いのか

私が医師になる前から、また「パニック障害」という病名が広く知られる前も、過呼吸は若い女性に多いと言われてきました。実際、現在も臨床現場では、過呼吸は若い女性によく見られます。「パニック障害」という言葉が市民権を得てからは、中高年者や初老期の人たちのあいだでも、パニック障害の患者さんが増えてきています。ただ、やはり男性に比べて、女性に多いという印象は変わりません。

どうして女性に多いのか、はっきりとした医学的原因はまだわかりません。ただ、いわゆる不定愁訴と呼ばれるような、体の病気との関係がはっきりしない、さまざまな身体症状の訴えが女性に多いのは事実であり、それと同様に過呼吸も女性に多いのではないかと推測されます。女性は月経があって、男性よりホルモンバランスに影響され、そのことが自律神経系のバランスを崩しやすい、とくに未成熟な若い女性ほどホルモンバランスが崩れやすいために、過呼吸が出現しやすいのではないかと、私自身は考えています。もっとも、身体症状の訴えが多いからといって、女性のほうが虚弱であるとは言えません。女性のほうが痛みにも強いと言われていますし、平均寿命も女性のほうが長いのは明らかですから。

過呼吸は最近増えているのか?

最近、「過呼吸」が増えていると言われることがありますが、私見としては、以前と比べて絶対数が増加しているとは思えません。「パニック障害」が社会的認知度を増し、それに伴って「過呼吸」と呼ばれる現象が、多く見えるようになったということだと思います。「パニック障害」という病名が一般的になる前は、おそらく過呼吸は、精神科医が診察するものではなかったのだと思います。一般的な内科医が診察して、「病気でもなんでもないよ、気にしなくてもいいよ、放っておいていいよ」で済んでいたケースが多いのではないでしょうか。つまり「パニック障害」の認知度が増したことが、より多くの「過呼吸」を生み出しているのではないでしょうか。

ただ、これも私見ですが、ここ20年あまり、経済的・社会的変化によって、より強いストレスを感じる人が増え、それが、以前だったら一過的な症状で済んだ「パニック発作」や過呼吸を悪化・長期化させ、「パニック障害」と診断される人が増えている、という面はあるのかもしれません。

発作が起きたらどう対処するか?

過呼吸への対処法は、「パニック障害」の呼吸コントロール法と同じです。過呼吸に陥った人は「息ができない」「酸素が吸えない」と口にしますが、すでにお話ししたように、これは体内に酸素が入りすぎているためです。酸素が入りすぎ、二酸化炭素が少なくなっていることで、さまざまな身体症状が出現します。

対処のポイントは、酸素をそれ以上摂取しないようにすることです。ですので、「苦しい」と感じていても、呼吸をたくさんしてはいけません。周囲の人は、リラックスするからと、つい深呼吸を勧めがちですが、酸素をたくさん吸ってしまうので逆効果です。

吐き出す空気にはたくさんの二酸化炭素が含まれているので、紙袋を数十秒間、口にあてて呼吸するペーパーバッグ呼吸法は、応急措置としては有効です。ただ、呼吸コントロールのほうが、より確実な対処法なので、何度か過呼吸が起きた人は、練習しておくとよいでしょう。またなにより大切なのは、自分のふだんの呼吸状態を把握し、呼吸が速すぎることはないか、深すぎることはないかをチェックしておくことです。

過呼吸で死ぬことは絶対ない

これまでお話ししたように、過呼吸は日常的にありふれた現象と言えます。1回起きたぐらいなら、気にする必要はありません。

ときどき起こるのであれば、それにより自分の日常生活に支障が生じているのかを考えてみましょう。何か支障を来しているのであれば、過呼吸のメカニズムを理解したうえで、呼吸のコントロール法を身につければよいと思います。

発作を繰り返すだけでなく、発作が起きるのが絶えず不安で、乗り物に乗る、人前に出る、人ごみのなかに出ていくなどのことが困難になったときには、「パニック障害」の可能性がありますので、医師にかかるようにしましょう。

なにより忘れてはいけないのは「過呼吸で死ぬことは絶対ない」ということです。それを肝に銘ずることが、過呼吸克服のもっとも有効な第一歩です。

以上、「パニック発作」「パニック障害」とはどのようなものなのかについて、説明してきました。患者さんと、家族や知人など周囲のかたには、これだけ知っておいていただければ十分です。病気の原因はまだわかっていませんが、病気自体はそれほど複雑なものではなく、生命の危機もありません。また、症状の経過も、日常生活で経験する不安や緊張の延長上として理解できる面が多々あります。

ですので、わけのわからないモンスターのような病気ではないという認識を持って、治療にあたっていただきたいと思います。そうすれば必ず克服できる病気です。

第2章 すぐ治る人、なかなか治らない人

前向きに病気を克服したKさん

客室乗務員の研修フライトで発作が起きる

第2章では、実際にパニック障害にかかった人のケースを見ていきましょう。最初はKさんという、発症時24歳の女性です。

Kさんは、幼少期から利発な子どもだったようです。両親と兄2人の、比較的恵まれた家庭に育ちました。地元の進学校を経て、都内の有名大学に進学。もともと人に接することが好きで、卒業後は国内の大手航空会社に客室乗務員として就職しました。子どもの頃からの憧れだった客室乗務員になったことは、Kさんにとって非常に喜ばしい出来事でした。

研修所での1カ月の研修を終え、23歳の夏から正式に航空機への乗務が始まります。最初の1カ月は、乗務しながらの研修です。その最初の研修乗務で、はじめてパニック発作が出現したのです。背景には、極度の緊張感、研修に備えて毎夜遅くまで勉強していたための寝不足、はじめて実際の乗務に臨む激しい不安などがありました。

最初のフライト勤務は1時間程度です。Kさんはその途中で息ができなくなったと感じ始めます。それでもしばらくは乗務を続けていましたが、しだいに気が遠くなるような気がして、その場に立っていられなくなってしまいました。

心配した周囲の先輩客室乗務員たちが、座って休むように促してくれました。Kさんは促されるままに少し休み、落ち着いたところで業務に戻ろうとしたのですが、落ち着くどころか逆に、胸がしめつけられる痛み、窒息するような苦しさ、吐き気、手先、足先のしびれ、手足の先が凍りつくような感じなどがしだいに強くなっていきます。現実でないような感じが強まり、このまま自分は死んでしまうのではないかとすら思われました。

結局その研修フライトでは、Kさんは、勉強してきたことを何もできませんでした。次のフライトもキャンセルせざるをえなくなり、数日は休養するよう、教官から告げられました。

その時点ではKさんは、体調が悪くて業務ができなくなっただけだ、乗務中は調子が悪くて死んでしまいそうだったけれども、地上に降りたら嘘みたいに良くなったから、次は大丈夫だろうと考えていました。

その3日後に再びKさんは研修フライトに臨みます。体調を整えるために前日は早く就寝し、できるだけ万全の状態を整えました。しかしKさんはまたしても「パニック発作」を起こして、乗務を途中で放棄せざるをえなくなります。

強いショックを受けたKさんは、自分はなんてダメな人間なんだ、こんな状態では客室乗務員など一生できない、憧れだけで職業選択をしたのがそもそも間違いだったと、深く傷つき落ち込みました。そしてもう仕事を続けることはできないと考え、指導してくれた先輩に相談したのです。

するとその先輩は、それはこの前テレビで見た「パニック障害」という心の病気かもしれない、心療内科へ行ってみたらどうか、辞めるのも1つの選択だがそれはいつでもできることだから、とアドバイスをしてくれました。そこでKさんは、藁《わら》にもすがる思いで、私のクリニックを受診したのでした。

退職したがるのを引き留め休職を提案

Kさんの症状は、典型的な「パニック障害」です。しかし、自分からクリニックを受診したものの、Kさんは、自分が心の病気であるのか半信半疑でした。心の病気だとは思いたくない、結局は自分が弱いからこんなふうになってしまった、すべて自分が悪い、とりあえず退職してからゆっくり考えたいと話し、すぐにでもこの場所から逃げ出したいという感じです。

これまでの経緯を聞いたところでは、Kさんはとても努力家で、人に気を遣う性格のようです。私はとりあえず診断書を書いて、退職ではなく、会社を休職することを半ば強引に勧めました。「パニック障害」が理由で、このまま仕事を辞めてしまうのは、あまりにももったいないと思ったからです。私はKさんに、まずは病気を治し、仕事をどうするかは、それからあらためて考えたらどうかと提案しました。Kさんはあまり納得した様子ではありませんでしたが、しぶしぶ了承しました。

ちなみに、彼女に休職を勧めたのは、彼女の仕事がフライトという特殊な業務だったからです。たとえば一般的な事務職であれば、パニック障害の治療を受けながら、休職せずに仕事を続ける人も少なくありません。治療法として3カ月間の認知行動療法を選択した場合でも、症状が業務にそれほどの支障を来していなければ、治療と並行して仕事を継続することは可能です。

休職の同意をとりつけたあと、次に私は、Kさんの病気が典型的な「パニック障害」であることを説明し、どのような治療を選択するか話し合いました。Kさんは、日常生活を送っているかぎりでは発作は起きていないので、薬はできるかぎり使いたくないという希望でした。私も、今とりたてて薬を使う必要はなく、長期的にも薬を用いないほうが回復にプラスだろうと考え、投薬はせず、「パニック障害」の認知行動療法を行うことにしました。

薬は依存性と副作用が大きい

第1章でもお話ししたように、私は「パニック障害」の治療には、認知行動療法がもっとも適していると考えています。理由は主に3つありますが、そのうちもっとも大きな理由は、薬は依存性や副作用が大きいということです。

その場の「パニック発作」をとりあえず鎮めるためには、抗不安薬が有効です。抗不安薬とは、いわゆるマイナートランキライザーと呼ばれるもので、主にアルプラゾラム（商品名ソラナックス、コンスタン、その他ジェネリック医薬品としてメデポリンなど）やエチゾラム（商品名デパス、その他ジェネリック医薬品としてメディピースなど）が処方されます。

しかし、これらの抗不安薬は、飲み始めて1週間で、完全に薬に依存するようになってしまいます。お話ししてきたように、「パニック発作」の体験は強烈で、死ぬような恐怖を伴います。発作が起こるごとに強い恐怖を感じ、藁にもすがりたい思いの人にとっては、発作を瞬時に鎮めてくれる抗不安薬は、魔法の薬のようなものです。しかし、福音は、同時に麻薬でもあります。一度、薬の力を知ってしまったら、薬に頼らずにいるほうが難しいのです。

だからこそ、抗不安薬はできるかぎり用いないほうがよいと私は思います。しかし、それがケースバイケースであることも、また事実です。どうしても薬の力を借りてその場をしのがなければならない人も、なかには存在するのです。そのような場合には、私も抗不安薬を処方します。ただし、その功罪を理解して使ったほうがよいこと、使用は必要最小限に留めるべきだということは、丁寧に説明して伝えます。

今、薬を飲んでいても心配いらない

もっとも、もしこの本を読んでいるあなたが、今、「パニック障害」で抗不安薬をたくさん服用しているとしても、慌てる必要は何もありません。病気について正しく理解し、認知行動療法を実践できるならば、抗不安薬は必ず減らしていくことができます。

また、今まさに抗不安薬の使用がどんどん増えている、自分はもう抗不安薬をやめることができないのではないかと悩んでいるとしても、大丈夫です。一時的に量が増えても、薬は必ず減らすことができます。焦るのは禁物、百害あって一利なしです。

よく、調子が悪いのは抗不安薬を定期的にちゃんと服用しないからだと言う医師もいます。しかし、そんなアドバイスは聞き流しましょう。のちほどあらためて説明しますが、パニック障害においては、抗不安薬は頓服薬として服用すべきです。自分が必要なときだけ飲んでいれば十分で、定期的にきちんと飲む必要はありません。きちんと飲めば飲むほど、依存が強くなり、ドツボにはまるだけです。抗不安薬の服用は、適当、いい加減がいいのです。

服薬を積極的に勧める指導は、精神科医よりも内科のような一般科の医師に多く見られます。また一般科のドクターはけっこう安易に抗不安薬を出すので、これも要注意です。

パニック障害の治療には、抗うつ薬のSSRIも使われることを前に述べました。SSRIは抗不安薬より即効性がない、すなわち依存性が低いので、抗不安薬より「パニック障害」の治療に適しているとも言われます。ただ、飲み始めの初期には吐き気などの副作用があり、まれではありますが、攻撃性が増大するという報告もあります。また、薬をやめるときには、めまいやふらつきなどの離脱症状に悩まされます。そういったことを考えれば、やはり、薬は使わないにこしたことはありません。

認知行動療法のほうが薬より格段に優れている理由

薬は認知行動療法のような心理療法に比べて効き目の現れるのが早いと言われますが、

実は認知行動療法のほうが、薬より格段によいかたちで回復が進みます。これが2つめの理由です。

認知行動療法の一環で、ひとたび呼吸法を習得すれば、たいていの「パニック発作」の危機は脱することができます。また、発作が起こっても、今何が起こっているのか理解し、それに対処する方法を習得できます。また発作が起こるのではないかという「認知の歪み」も正せるので、その後、安心して生活することが可能になります。

また、パニック障害にかかると、物事の考え方が悲観的になりがちなのですが、認知行動療法の終了後には、この点に変化が起こり、楽観的に考えることができるようになります。結果として生き方の幅が広がり、生活の質も向上するケースが多く見られます。病気になる前よりも、人生を楽しめるようになったと言う人もいるぐらいです。これが3つめの理由です。

これらを考えれば、「パニック障害」の治療法として、認知行動療法を選択しない手はありません。そこでKさんの場合も、まず認知行動療法を行うことに決めたのでした。

3カ月後には客として飛行機に乗って訓練

Kさんは毎週1回の認知行動療法のセッションを受け、およそ3カ月で認知行動療法を終えました。それからも隔週でフォローアップは続けています。

Kさんは持ち前の真面目な性格もあり、認知行動療法を乾いた砂地に水がしみこむように習得していきました。認知行動療法の具体的な進め方については、次章以降で説明します。

クリニックでの治療は順調に進んだのですが、復職へのステップは、Kさんにとってかなりハードルの高いものでした。初回と2回目の発作が飛行機のなかで起きたこと、飛行機はそれに代わる乗り物がないこと、それを克服しなければ復職できないこと、が高い壁となったのです。

そこで復帰のために、まず客として飛行機に乗る訓練をすることにしました。最初は飛行時間が比較的短くて済む羽田―伊丹間です。Kさんは、乗る前は相当緊張して、やはりまた「パニック障害」が起こるのではないかと心配していました。ですが、これは「認知の歪み」であって、決して飛行機が「パニック発作」を誘発するのではないと認識すること、そしてもし「パニック発作」に襲われそうになっても、呼吸法と認知修正で必ず乗り切れると確信することで、なんとかそのフライトを乗り切ることができたのでした。

次の段階では、フライトの時間を延ばすために、羽田―千歳、羽田―那覇と距離を延ばしていきました。Kさんは、毎回ドキドキし、緊張感はあるけれども、とくに問題なく課題をクリアして、行動療法的な自己訓練を終えることができました。

復職を果たして念願の国際線に乗務

それからいよいよ復職です。復職と同時に、飛行機内での客室乗務員としての訓練が始まりました。さすがに自己訓練とは比べものにならず、緊張感で胸が張り裂けそうになり、心臓が飛び出しそうだったと、Kさんは話してくれました。ですが、これまでの認知行動療法でマスターしたことを実践し、機上での数回の訓練も無事に終えることができました。

それからはまったく問題なく現在に至り、今では国際線の客室乗務員としてその実力を遺憾なく発揮しています。病気になるまでは、どちらかと言えば慎重すぎる性格だったのが、復職後は、明るくなったと、周囲から言われるようになったそうです。

Ｋさんはまさに「パニック障害」の認知行動療法が効果を発揮したケースです。「パニック障害」になったことは、苦しくつらい体験だったけれど、病気になったことで自分を振り返ることができた、それまでよりも物事を生き生きととらえられるようになった、そういう点では自分は病気になって逆によかったのかもしれないとすら思える、とＫさんは語っています。

なかなか治らないＢさん

仕事がおもしろくて仕方なかった

Ｂさんは発症時28歳の男性です。

幼少期よりコツコツと努力を重ねるタイプで地元の県立の進学高校を卒業後、都内の有名私立大学に入学しました。父親は教師です。母親も教師でしたが、Ｂさんが生まれると同時に退職し、以降、専業主婦として、3人の子育てに専念しました。Bさんは長男で、下に弟が2人います。弟たちはBさんと違って自由奔放な性格で、次男は音楽業界で働いており、三男も気ままな大学生活を送っています。

Bさんも大学時代はスキーサークルに所属し、受験勉強から解放されたこともあってあまり勉強せず、大学生活を謳歌していました。卒業後はIT企業に就職します。とりあえずこの会社に入って、いろいろなノウハウを学び、いずれは起業したいと考えていました。自分の力で人生を切り開いていきたいという意気込みでした。

入社後は、文字通り、寝る間を惜しんで働きました。会社の業績は飛躍的に成長しており、働けば働くほど成果が得られ、仕事がおもしろくて仕方がなかったと、Bさんは当時を振り返っています。恋愛をする暇もまったくなく、会社と家を往復するだけの生活だったけれど、それになんの疑問も抱かなかったそうです。

馬車馬のように働いたBさんに対しては、それに見合った十分な評価が与えられていました。入社5年目にして管理職として部下を数十人も抱え、年収も軽く1000万を超えていました。お金を使う暇がなく、貯金が増える一方だったそうです。

会議でのプレゼン中に発作が起きる

ある日いつものように出社し、役員が集まる企画会議で新しいプロジェクトのプレゼンテーションを行おうとしていたときでした。Bさんは、なんとなくいつもとは違う胸騒ぎのようなものを感じます。お腹も下し気味で、体調があまり良くありません。ですが、少し寝不足が続いているので弱気になっているだけだろう、まあなんとかなると、そのときは軽く考えていました。

企画会議が始まり、Bさんのプレゼンテーションが始まりました。すると途中から激しい動悸がして、呼吸が苦しくなり、立っているのがやっとという状態に陥りました。頭が真っ白になり、血の気が引いていくのがわかります。息が吸えない、このまま意識を失って死んでしまうのではないかと感じました。

そばにいた部下にプレゼンテーションを交代してもらってなんとか切り抜けましたが、質疑応答はとてもできない状態です。役員からは健康管理がなっていないと叱責されました。

そのときは非常に落ち込んだBさんでしたが、これからは寝不足に注意して、食生活にも気をつけよう、野菜をたくさん食べればいい、ぐらいに考え、まだ重大なこととは思っていませんでした。

その3日後には、Bさんが進行役を務める、部内での会議がありました。毎週の定例会議でしたが、そこでまたしても息が吸えない感じ、激しい動悸に襲われたのでした。そのときは本当に苦しくて脂汗をかき、部下たちもBさんの顔色が悪いのを心配して、休むように勧めました。Bさんもさすがに、どこか体が悪いのかもしれないと思い、内科を受診することにしました。診察と検査の結果は、とくに体の異常はない、疲れているからもっと休養を取るように、というものでした。

医師のアドバイスにしたがい、Bさんは週末を利用し、気分転換と休養を兼ねて、温泉へ出かけました。そこでは食事を美味しくいただきリラックスして過ごすことができました。

会議のときに薬が手放せなくなる

しかし、新たな気持ちで頑張ろうと出社した月曜日、今度は、自分の部署に入った途端に冷や汗が噴き出し、動悸がして、呼吸困難になってしまいました。このままでは仕事ができないと考え、Bさんは、最初にかかったところとは別の、会社近くの内科クリニックを受診します。医師は、抗不安薬であるエチゾラムを処方し、しばらく様子を見ようということになりました。

そしてそのときから、Bさんは会議のときに薬が手放せなくなってしまったのです。薬を飲みさえすればなんとかその場をしのげるために、薬を飲まずにはいられません。それだけでなく、Bさんは自分が中心的な役割を果たさなければならない会議やプレゼンテーションを、しだいに避けるようになっていきました。

上司からはたるんでいると叱責されましたが、息ができなくなった恐怖を思い出すと、会議にもプレゼンテーションにも出ることができません。ついには、会社のなかで人がたくさん集まる場所にも行けなくなってしまいます。

一方で抗不安薬の量はどんどん増えていきます。かかりつけの内科医からは、自分のところではこれ以上の薬は出せないので、心療内科にかかりなさいと諭されました。B

さん自身は絶対に心療内科などにはかかりたくないと考えていたものの、このままではどうしようもないと観念し、私のクリニックを受診したのでした。

「精神科になんか、かかりたくない」

Bさんは、診察室に入るなり、いきなり、内科の主治医が強く勧めるから来たのであって、ここに来たのはまったく本意ではないと言い放ちます。私が「パニック発作」「パニック障害」「空間恐怖」について説明しても、聞く耳を持ちません。内科ではもう安定剤を出せないと言われたので来ただけであり、こんなところには来たくなかったと、一方的に述べ立てるばかりです。

聞く耳を持たないBさんに対して、私はとりあえずエチゾラムを処方しました。そして、服薬回数はできるだけ減らしたほうがいいことを伝えました。ただ、苦手な場所や状況は増やさないほうがいいので、そのような場面では、苦手を増やさないことを優先して服薬するようにと勧めました。Bさんは、そんなことは言われなくてもわかっているというふうで、その日は帰っていきました。

1日3回服用で2週間分の投薬をしましたが、Bさんは、その1週間後には再び、薬がなくなったからくださいと来院しました。1週間の様子を聞きましたが、変わらないと答えるだけで、早く薬を出せという不遜な態度でした。そのような周期の短い来院が続き、そのたびに、一定量の薬しか出さない私とBさんの押し問答が繰り返されました。

初診から3カ月ほど経ったある日、Bさんはとても重要な会議の司会進行役を社長直々に依頼されました。どうしてもそこから逃げることはできない状況です。

Bさんは当日、通常の量の3倍の抗不安薬を飲んで（身体的には問題ありません）、会議に臨みました。しかし、そこでもまたしても「パニック発作」を起こし、息ができなくなり、胸が強烈に痛み、その場にいることさえできなくなってしまったのです。Bさんがあまりに具合が悪そうだったので、会社の上層部もやむをえず途中退出を認め、会議は終わりました。ただ翌日には、体調管理の悪さを、以前より厳しく叱責されました。

復職後半年で再び発作に襲われる

さすがに困り果てたBさんは、「パニック障害」と向き合い、きちんと治療しようと心に決め、その日のうちに、私のクリニックを訪れます。そして、会社をしばらく休職することに納得し、認知行動療法をすることを私に約束したのでした。

休職中は、まず「パニック障害」とはどんな病気なのかを理解してもらい、週に1回のペースで認知行動療法を行い、日常生活ではできるだけ抗不安薬を飲まないよう指導しました。その結果、3カ月後には、薬を服用せずに通常の生活が送れるまで回復しました。

復職後3カ月ほどは役職を外してもらい、残業や休日出勤もせず、とにかく会社に毎日出勤することを目標にリハビリ出社を行いました。その間は隔週で私に経過報告していました。

復職半年後からは元のポジションに復帰します。再び強いプレッシャーがかかりましたが、Bさんはなんとかやり過ごしていました。しかし、取引先との会議で再び「パニック発作」に襲われてしまいます。

Bさんは認知行動療法で身につけた呼吸法や思考の修正法で乗り切ろうとしましたが、どうしてもその場から離れることができない重要な会議だったために、お守りと言い聞かせて持ち歩いていた抗不安薬に頼ってしまいました。

その後もふだんの社内の会議は大丈夫だったのですが、外部との会議や打ち合わせに際しては、前もって抗不安薬を服用するようになりました。私には、ここはなんとか薬を飲んででも乗り切って、自分でももう大丈夫と思えるようになってから、再び薬をやめるつもりだと話していました。

けれど、社内の、重役が全員揃う戦略会議でも軽い動悸がし始めたため、思わず抗不安薬に手が出てしまいました。するとそれからは、何か自分に強いプレッシャーが予想される状況になると、薬を飲まずにいられなくなったのです。

Bさんは、これではいけない、元に戻ってしまうと考えて焦り始めましたが、どうしても発作が起こることへの強い不安を払拭できません。さすがのBさんもかなり弱気になり、自分は本当は心の弱い人間だった、薬が手放せない、薬がなくては生きていけない、と相談するようになっていました。

私はBさんに、まったく焦る必要はないと伝えました。実際、以前よりもはるかに状態は良くなっています。会社の会議など強いプレッシャーがかかるとき以外は問題なく日常生活が送れているし、何より自分の状態をきちんと把握し、自分の力で改善しようとしています。今は苦しいかもしれないけれど、そのような気持ちや態度で病気に接していれば、いずれは必ず良くなると話しました。

気持ちにゆとりが生まれ恋人ができる

現在のBさんは、まだ対外的な会議などでは抗不安薬を服薬していますが、社内の小さな打ち合わせなどは薬を服用せずに乗り切っています。打ち合わせのメンバーが、Bさんの病気を知っているという環境にあることも大きいのですが、いっときは薬なしではできなかったことを克服したのは、まぎれもない事実です。

「治そう」と「自分で」努力する人は、かかる時間に長短はありますが、必ず状況が改善します。これは、私が日々の診療を通していつも感じることです。

そしてこのような姿勢は生活全般に及びます。努力する真摯な姿勢は、その人を向上させます。実際、Bさんは、病気をする前は、仕事はできるけれども強引な面があるという評価でしたが、現在は、仕事が優秀なだけでなく、性格が丸くなりコミュニケーションを大切にするようになったと評価されています。

Bさんが変わったことで、周囲の目がこのように温かくなり、このことがまた、Bさんの病気によい影響を与えています。気持ちが丸くなったBさんには、恋人もできました。気持ちにゆとりができるといいことがありますね、と私に話しています。

Bさんは残念ながら、なかなか薬が断ち切れないケースです。私のクリニックに通って1年半経ちますが、今でも薬を服用しています。けれども病状は回復し、自らの病気を理解し、どうして自分が薬をやめられないかも十分にわかって生活しています。

そして当初は、「パニック障害」になったことで自らの生き方を否定されたように感じていたBさんでしたが、今では、病気に苦しんだことで周囲への感謝の気持ちが生まれ、自分を見つめなおすことができるようになりました。Bさんもまた、「パニック障害」を克服する過程で、自分の価値観を広げることができたケースだと思います。

第3章 薬を使わず「パニック障害」を治す

子ども会の行事で発症したYさん

この章では、典型的な「パニック障害」であるYさんの経過をたどりながら、治療の流れを具体的に説明したいと思います。

私のクリニックで行っている認知行動療法は、名古屋市立大学大学院教授を経て現在は京都大学大学院教授である古川壽亮《としあき》先生が監訳した、ギャビン・アンドリュースらの『不安障害の認知行動療法（1）パニック障害と広場恐怖』（星和書店）を参照しています。

Yさんは現在35歳の女性です。父親は建設関係の仕事、母親はパート、2人姉弟で弟がいます。高校卒業後、地元の機械メーカーの事務職として働き始めました。22歳のときに4歳年上の今のご主人と出会い、結婚しました。翌年に男の子を、4年後の3年後には女の子をもうけ、幸せな家庭を築いていました。結婚と同時に退職しています。

Yさんは、もともと細かいことが気になる神経質な性格であると自分でも語っています。34歳のとき、子ども会の役員になりました。みんなを引っ張っていくようなことは苦手でしたが、くじ引きで当たってしまい、仕方なく役員を1年間引き受けることになったのです。

最初のうちはどうにかこなしていましたが、しだいに行事に出席することが億劫になっていきました。そして役員を始めてから約3カ月後の夏のとても暑い日、体育館でバレーボールの試合を観戦中に胸が苦しくなり、動悸、吐き気がして、その場にいられないような状態になってしまったのです。

1時間ほど持ち場を離れて休憩したら回復したので、その日はなんとか持ちこたえました。しかしそれからは、子ども会の行事のたびに過呼吸、動悸、吐き気、息が吸えない、自分が自分でいられなくなるなどの症状が現れるようになり、途中退出が続きました。そのうちに、役員が集まる会議のときにも、胸が苦しくなり、自分でもコントロールが利かなくなってきました。

さらに最初の発作から3カ月ぐらい経つと、子ども会とは関係なく、人が集まる場所に行けなくなってしまいました。前からチケットを取っていた男性アイドルグループのライブも、そんなにたくさん人がいる場所では耐えられないと思って、会場まで出かけながら、なかに入れず、帰ってきてしまいます。

ついにはファミレスや公園にも行けなくなり、さすがに見かねた夫が病院に行くように諭し、とりあえず自宅近くの内科クリニックを受診しました。

内科クリニックで一通りの検査を受けましたが、どこも悪いところはありません。「自律神経失調症」かもしれないから心療内科を受診したほうがよいと言われて、私のクリニックを受診したのでした。

Yさんの場合も、前章で紹介したKさんのときと同じように、投薬はせず、認知行動療法を行うことにしました。

命には別状ないことを知る――第1回受診

空間恐怖を伴う典型的な「パニック障害」

経過を話してもらい、DSM-Ⅳの診断基準に基づいて、Yさんの症状が「パニック障害」であることを確認しました。

すなわち、

・Yさんの「パニック発作」が突然に出現し、10分以内に頂点に達していること
・診断基準の13項目すべてが出現していること
・発作が繰り返し出現していること
・発作が起こるのを非常に恐れていること
・発作のために行動範囲が制限され、日常生活にも支障を来していること
・他の精神疾患では説明できないこと

により、「パニック障害」であると診断可能でした。

さらに、苦手な場所と状況が存在し、それを避けて生活することを余儀なくされていることから、「空間恐怖」を伴っていることも診断できました。

過呼吸が苦しいのは二酸化炭素が足りなくなるから

Yさんには診断の結果を伝え、次に、たくさん呼吸をしているのにどうして苦しくなるのかを説明しました。過呼吸のメカニズムがわかれば、発作が起きても、混乱することがなくなるからです。繰り返しになりますが、過呼吸は次のようなメカニズムで起こります。

息を吸うと、酸素はまず肺のなかに入ります。酸素は肺に入ってきた血液のなかに溶け込み、そこでヘモグロビンと結合します。ヘモグロビンは赤血球に含まれる分子で、酸素と結びつきます。ヘモグロビンが少ないと貧血と呼ばれます。

ヘモグロビンは、血液に乗って、酸素を体の隅々まで運んでゆきます。体の各部にたどりついたヘモグロビンは、運んできた酸素を放出し、酸素は体の細胞に使用されます。細胞は酸素を消費し、その廃棄物として二酸化炭素を産出します。すると今度は、二酸化炭素が細胞から血液のなかへ放出されます。二酸化炭素は血液に乗って肺まで運ばれ、息を吐くときに体の外へ排出されるのです。

ヘモグロビンが体の隅々に酸素を放出する際に、鍵を握るのが二酸化炭素です。すなわち、ヘモグロビンは二酸化炭素と出会ってはじめて、酸素を放出できます。二酸化炭素なしでは細胞に酸素を送り込めないのです。

過呼吸とは、息を吸いすぎるとともに吐きすぎる状態なので、血液中の二酸化炭素が少なくなります。そうすると、ヘモグロビンと結合した酸素は血液中にたくさん存在しているのに、二酸化炭素が少ないために、ヘモグロビンが酸素を切り離さず、細胞に酸素が提供されなくなるのです。

私たちは過呼吸で苦しくなると酸素が足りないと感じますが、実はこれは、二酸化炭素が足りないことにほかなりません。

さらに過呼吸になると、体の血管の一部が収縮します。これにより、細胞に送られる血液の量自体が減り、ますます細胞に酸素が渡りにくくなってしまうのです。過呼吸による収縮がとくに大きいのは、脳の血管だと言われています。

脳に運ばれる酸素が少なくなって起こる症状には、以下のようなものがあります。

・息苦しい。
・頭や体がふらつく感じがする。

・めまい（自分が回っているような感覚が多い）。
・自分の体を自分のものではないと感じたり、自分の体が現実に存在していないように感じる。
・前記と同じような感覚で、自分が自分でなく、周りのものが現実には存在しないかのように見えてくる。
・困惑する感じ。自分が今何をしていいのか、何をすべきなのか、どうしたらいいのかの見当がつかない。
・心拍数が増加する（脈拍が速くなる）。
・手足や顔がビリビリする（机の角に肘をぶつけたときにしびれるような感じ）。
・体中の筋肉がこわばる（体全体が突っ張ったような感じ）。
・汗をかくような状況でないにもかかわらず、手のひらに汗をかく。
・口が渇く。口のなかがパサパサになってうまく話せない。

どんなに苦しくても決して死ぬことはない

過呼吸のメカニズムに加えて知っておく必要があるのは、過呼吸による、細胞に運ばれる酸素の減少は、とても軽度なものだということです。人体にほとんど無害と言っていいぐらい、生命にはまったく別状ありません。パニック障害の人は過剰に心配しがちで、最悪な事態が起きている、大変なことになってしまうと感じてしまうのですが、過呼吸においては、そのような心配はまったく無用です。この認識を持っていることが、発作への恐怖をやわらげ、安心につながります。これは非常に大切なことです。

ただ、生命にとって深刻な事態でないとはいえ、「息が吸えない」「酸素が足りない」という感覚は、非常に不快なものです。それゆえ、もっと速く、強く呼吸しようとしてしまうのは、ある意味、当然の反応です。その結果、先に述べたように、細胞に運ばれる酸素がますます減っていくという悪循環により、症状は以下のようにさらに悪化していきます。

・天井がぐるぐる回る。それまでのふわふわした感じではなく、目に入るものすべてが回っているように感じられる。
・吐き気。実際に吐くことは少ないが、激しい吐き気がしばしば生じる。

・呼吸が制限される感覚。空気あるいは酸素を体に取り込みたいのにそれができないと強く感じる。
・胸を刺すような痛み、胸を圧迫されるような痛み、胸がしめつけられる感じ。酸素が体内に入りすぎて、逆に酸素が細胞に行き渡らなくなったことで生じる。
・筋肉の麻痺。全身がこわばる感じを通り過ぎ、さらに悪化すると、全身が動かなくなったように感じることもある。
・恐怖感の増大。このまま息ができなくなって死んでしまうのではないかと思うことによる。
・心臓発作や脳出血のような恐ろしいことが起こるのではないかと感じる。

さらに過呼吸によって、体が必要以上にエネルギーを消費するので、以下のような症状も現れます。

・ほてり、灼熱感（極度に疲労したときに感じるものと同じ）
・発汗（冷や汗を大量にかくことが多い）

・疲労感（できない息をし続けることによる）
・筋肉の疲労、とくに胸部

発作のコントロールとは呼吸のコントロール

以上のような、過呼吸に伴うさまざまな症状を見ていくと、「パニック発作」の診断基準の項目とほとんど同じであることがわかります。つまり、過呼吸をコントロールすることは、「パニック発作」をコントロールすることになるのです。

呼吸には、意識とは関係なく行われて生体の恒常性を維持する身体活動であるという側面とともに、自らの意志で意識的にコントロールできる身体活動であるという側面もあります。ですから、自分の意志とは関係なく過呼吸になったとしても、意識的に呼吸をコントロールして過呼吸を防ぐことは、現実に可能なのです。実際、極端な例ではありますが、私たちは水中では息を止めることができます。

Yさんにはこのような説明をして、「パニック障害」の治療においては、呼吸のコントロールがとても大切であることを伝えました。

自律神経との関係を知る——第2回受診

「自律神経失調症」という病名はない

Yさんから、自分は「自律神経失調症」ではないのかという質問がありました。最初にかかったクリニックでそのように言われ、知り合いからも同じことを言われたそうです。これは、私のクリニックを受診する患者さんからしばしば寄せられる疑問です。ここであらためて説明することにしましょう。

「パニック障害」の人はしばしば「自律神経失調症」という診断を受けます。これは間違いというわけではありませんが、正解でもありません。

まず「自律神経失調症」という言葉は、日本でしばしば使われますが、正確には病名ではありません。「自律神経失調症」は診断名ではなく、「交感神経と副交感神経のバランスが崩れている」状態に過ぎません。

自律神経とは、体の恒常性（ホメオスターシス）を司っている神経です。心臓などの内臓の動きを、自らの意志とは関係なく、自動的にコントロールしています。この意味で、生命維持に必要不可欠な神経と言え、植物性神経とも呼ばれています。

自律神経には交感神経と副交感神経があり、交感神経が主に体を働かせ、副交感神経が体を休ませる働きをしています。

自律神経と対になるのは、運動神経です。運動神経は手足を動かしたりする神経で、自分の意志でコントロールすることができます。

「自律神経のバランスが崩れている状態」は、「パニック障害」だけでなく「うつ病」や「社会不安障害」などの心の病気や、甲状腺機能亢進症などの体の病気のときにも生じます。このことからも「自律神経失調症」は診断名でないことがわかります。

不安や恐怖心は本来、有益・不可欠なもの

話を「パニック障害」に戻しましょう。

「パニック障害」の人は、些細な不安にも恐怖感を抱くようになっています。けれども不安は本来、人間にとって有益なものでもあります。

たとえば、あなたが仲間と河原でバーベキューをしているときに、突然、巨大な蛇に出会ったとしましょう。あなたは驚いて後ずさり、とりあえずその場を離れようとすることでしょう。

このとき脳は、その場を離れるより先に危険を察知しています。そして、脳の指令によってすぐさまアドレナリンが放出され、交感神経の働きが活発になります。その際、体には一連の変化が生じます。変化はすべて、より速く動き、怪我を避け、危険を回避するためのものです。

以下に交感神経の働きが活発になることで体に起こる変化を挙げてみます。パニック発作が起こるときの体の変化ととてもよく似ています。

・呼吸が速くなり、鼻の穴と肺が大きく広がります。これにより筋肉に届く酸素が増加します。一過性の過呼吸状態を意識的に作り出していると言えます。

・心拍数と血圧が上昇し、筋肉が必要とする酸素や栄養がより速く届くようになります。すばやく行動する準備が整うので、より速く、機敏に行動することが可能になります。

・血液は筋肉、とくに足にある大きな筋肉に振り分けられます。すぐに栄養を必要としない部分へは、あまり血液がいきません。したがって顔に振り分けられる血液は少なくなり、「顔面蒼白」になります。100メートル走をしているときはこれと同様の状態になっています。懸命に走って気持ちが悪くなった経験はないでしょうか。血液が筋肉ばかりに集まってしまうからです。しかしこのような状態になることで、体はすばやく動けるようになるのです。

・筋肉の緊張が高まります。これもすばやく反応するための準備です。

・血液の凝固能力が高まり、発汗が増加します。激しい身体活動のために、体温が上がりすぎるのを防ぐためです。血管は拡張し、皮膚の近くへ浮き出て血管を冷やします。これも全力疾走を行うための準備です。

・心が1つのことに集中します。「危険は何か、どうすればその危険から逃れられるか」という考えに集中し、その他のことは意識にのぼらなくなります。危険を回避するための動物的本能です。

・食べ物の消化は二の次になります。胃は食物を消化するのを中止します。唾液の分泌が少なくなるので口が渇きます。食物が胃に残るため吐き気や胃部不快感が生じます。その代わりにエネルギー源としてグルコース（血糖）が放出されます。全力疾走したあとに嘔吐することがあるのと同じです。

・免疫機能が一時的に低下します。その代わり、体は持てる能力のすべてを危険から逃れることに注ぎます。これも動物としての人間に備わっている潜在能力です。

・肛門や膀胱の括約筋が収縮します。自分の痕跡が残って肉食動物が跡をつけてくることがないようにするための反応が、今でも人間に残っているからです。

不安センサーが過敏になるのが「パニック障害」

以上のような交感神経の反応は「逃走か闘争か」反応、または「逃げるか戦うか」反応と呼ばれています。日頃は意識することがありませんが、緊急事態に対応するために、人間を含めたすべての動物にもともと備わっているものです。蛇に出会ったときや火事に遭遇したとき、あなたがとっさに走って逃げることができるのは、この「逃げるか戦うか」反応が自動的に活性化されるからです。

ちなみに、「逃げるか戦うか」反応は、「逃げる」のが先です。身に危険が迫ると、人はまずそこから逃れようとします。逃げることが不可能な場合に、はじめて人は振り向いて、身を守るために危険と戦うのです。

当然のことですが、私たちが日々の生活で感じるすべての不安が、生命の危険を伴うわけではありません。いくらプレゼンテーションが不安でも、蛇に出会うほどの不安ではありません。

たとえば、スポーツの試合や交渉事で不安を感じると、先に挙げたような「逃げるか戦うか」反応は起きないまでも、神経が張り詰め、心が1つのことに集中します。このような反応は、試合や交渉ではプラスに働くことがあります。

たとえば私たちは、大事な野球やサッカーの試合で、うまくできるだろうか、自分の本来の力が発揮できるだろうか、ふだんの練習の成果が生かせるだろうか、などと考えます。また重要な面接や商談で、自分の思っていることがきちんと伝わるだろうか、これまでの努力が報われるだろうか、なども考えます。過度に緊張して萎縮してしまっては逆効果ですが、そのような状態で集中力が増すことが成功への鍵とも言えます。

言いかえれば、不安には行動の効率化を果たしているという有益な面もあるのです。

しかし、「パニック障害」の人には、このようなときでも「逃げるか戦うか」反応が生じます。そのために、不安に伴う有益な反応も恐れるようになり、行動を尻込みさせてしまいます。

不安の大小にかかわらず、不安に伴って生じる反応はすべて、意識でコントロールできない、不随意の自律神経の支配下にあります。「パニック障害」の人は、このセンサーが過敏になっているために、生命の重大な危機ではない状況でも、「逃げるか戦うか」反応が生じていると考えられます。これは、ガス漏れ探知機があまりに敏感すぎると、タバコの煙でも感知してしまって間違い警報を出すことがあるのと同じようなものです。

どうしてそうなってしまうのかは、まだよくわかっていません。ただし交感神経が過敏になるという現象は確実に生じています。この過敏さそのものは、コントロールするのが難しいものです。ですが、センサーが作動して生じる「パニック発作」は、認知行動療法によって、コントロールが可能です。

Ｙさんには、自律神経と「パニック障害」の関係について以上のような説明なし、次回から、発作をコントロールするための認知行動療法を本格的に始めることにしました。

呼吸をコントロールする――第3回受診

1分間に何回呼吸をしているか？

Ｙさんの一番の悩みは過呼吸でした。そこで、Ｙさんには、まず過呼吸をコントロールする術を体得してもらうことにしました。

「パニック障害」では、過呼吸をコントロールすることはもちろん、予防することも必要です。診察室でＹさんの呼吸数を数えたところ、１分間に15回でした。

「パニック障害」の人の多くは酸素を吸いすぎています。その結果、二酸化炭素が少なくなって、さまざまな「パニック障害」の症状が出現しています。

治療のプログラムでは、この呼吸数を数えることが重要なポイントになります。

次に、以下の４つの質問をして、Ｙさんの呼吸状態をチェックしました。

(1)呼吸が速すぎないか?

一般的には、安静時には、1分間に10〜12回の呼吸が普通だとされています。Yさんの場合は1分間に15回ですから、呼吸数を減らす必要があることがわかります。

(2)呼吸が深すぎないか?

呼吸をするときに胸が広がりすぎる感覚があるのなら、口で呼吸をする癖があるかもしれません。そうではなく、いわゆる腹式呼吸でお腹を使うことが大切です。なぜなら口で息を吸うと、酸素が入りすぎる可能性が高くなるからです。Yさんも実際、口呼吸が多いと自ら振り返っていました。

(3)他の人よりもため息やあくびが多くないか?

ため息やあくびが多いのは、過呼吸の徴候の可能性があります。Yさんは、自覚はないけれど、家族から指摘されたことがあるそうです。また、過呼吸の発現前にため息やあくびをしていたかもしれないと言います。ただそれは、自分が疲れているからだと思っていたそうです。

(4)外出に誘われたり電話が鳴ったときなど、深く息を吸って止めていないか?

1回だけであっても、深い息をすることが、過呼吸の悪循環につながることがよくあります。Yさんも、言われてみれば、深い息をすることがあるそうです。それは自分が気を遣う性格で神経質だからではないかと言います。

以上の4つの質問をとおして、Yさんはふだんから、過呼吸を生じやすい状態にあったことがわかりました。

タバコ、コーヒー、お酒、性格との関係

次に呼吸状態だけでなく、どんなことが過呼吸のきっかけになっているのかを、別の4つの質問によって確認しました。

(1)タバコを吸いすぎたり、お茶やコーヒーを飲みすぎたりしていないか？

タバコ、お茶、コーヒーはどれも「逃げるか戦うか」反応を促進する刺激物質とされています。タバコはできるだけ減らし、少なくとも不安が生じやすい状況では吸わないことが大切です。

コーヒーやお茶については、治療プログラム中はカフェイン抜きのものにし、治療終了後も1日1～2杯にするべきです。カフェインそのものが、「パニック発作」の引き金になっていることさえあるからです。

Yさんの場合、タバコは吸わないのですが、コーヒーが好きで、気持ちが落ち着かないときに、たくさん飲んでしまうとのことでした。コーヒーがパニック発作を引き起こしているという自覚はないようでしたが、カフェインは治療中は自粛し、認知行動療法を終えた現在も、1日に1～2杯に留めてもらっています。

(2)お酒を飲みすぎていないか？

アルコールは飲んだばかりのときは鎮静作用をもたらします。けれども数時間後からは、むしろ刺激作用のほうが強くなってきます（ですから、不眠症だからといって寝酒を飲むのは逆効果です。お酒を飲んで寝つきは良くなっても、数時間後には目が覚めてしまいます。眠れないからと酒量が増えていくと、今度は、アルコール依存症になってしまいます）。刺激作用が生じているときと、飲みすぎたあとの、いわゆる二日酔いのときには、過呼吸発作が生じやすいとされています。

Yさんはもともと飲酒の習慣がないため、そのような心配はなかったのですが、たまにある友人との会食などのときにも、深酒はしないことを確認しました。

(3)月経前緊張症や強い生理痛はないか？

生理前の1週間にほてりを感じたり動悸がする人がおり、月経前緊張症と呼ばれています。このような症状が出現する女性には、月経前に「パニック発作」と似たような発作が起こることがあります。月経前、月経中に体調の変化が大きい女性は、体調の変化に留意する必要があります。

Yさんには生理前の体調不良の自覚はありませんでしたが、振り返れば、生理前に

「パニック発作」が出現していたかもしれないと言います。

(4)いつもせっかちになっていないか?

几帳面で働きすぎたり、せっかちだったりしていると、過呼吸が生じやすくなります。普通の人でも、慌てて行動しているときは呼吸が速くなっています。身体的活動の増加は酸素の需要を生み出し、呼吸の回数と深さが増大するからです。このような状態を避けるためには、なるべくゆとりを持ってゆったりと生活することが大切です。Yさんはまさにせっかちに動く性格でした。今後はなるべくゆとりを持って生活していくことを確認しました。

発作が起こりそうなとき、最初にすること

以上のチェックを済ませ、Yさんには、もっとも重要な呼吸コントロールの方法を伝えました。これは、過呼吸、あるいは「パニック発作」の徴候が現れたら、最初に行うものです。具体的には以下のように行います。

（1）そのときやりかけていることをやめて、腰をおろすか、何かにもたれかかる。

（2）息を止めて、10数える。苦しいときに息を止めるのはなかなか難しいかもしれません。けれどもこれまで説明してきたように、過呼吸のときには、酸素をこれ以上、体内に入れないようにすることが重要なので、とりあえず息を止める必要があります。

（3）10まで数えたら息を吐く。そして静かにゆっくりと「リラックス」あるいは「落ち着こう」と自分に言い聞かせる。鼻を通して息をすることを忘れないこと。

（4）6秒に1回の速さで呼吸する。すなわち、3秒間息を吐いて、3秒間息を吸う。これで1分間に10回呼吸することになります。息を吐くたびに、先ほどのように「リラックス」とか「落ち着こう」と言い聞かせること。

（5）10回呼吸するたびに（つまり1分ごとに）、10秒間息を止めて、それからまた6秒に1回の呼吸を続けること。

（6）過呼吸の症状がすべて消失するまでこの呼吸を続けること。

ふだんから練習しておくことが大事

過呼吸の最初の徴候が現れたとき、すぐにこの呼吸コントロールを始めれば、症状は1～2分の間に鎮まり、「パニック発作」にまで至ることはありません。

そのためには、ふだんからこの呼吸法を練習しておくことが必要です。このコントロール技法は、練習すれば練習するほど上手になり、いざというときに慌てずに済みます。

目指すゴールは、不安や「パニック発作」の徴候が襲ってきても、冷静さを保ち、「パニック発作」が起こらないようにすることです。過呼吸の最初の徴候に気づいたら、すぐにこの技法を実践することが求められるのです。

6つのプロセスのうち、もっとも難しいのは、苦しいにもかかわらず息を10秒間止めることでしょう。

また1分間に10回の呼吸も、あらためてやってみると、最初は難しく感じるかもしれません。Yさんの場合もそうだったのですが、10回の呼吸を指導すると、「パニック障害」の人はよく「自分の体に合っていない」「自然な呼吸ができなくて、かえって苦しくなる」と訴えます。

呼吸数の記録

	朝		昼		夜		寝る前	
日付	練習前	練習後	練習前	練習後	練習前	練習後	練習前	練習後
6/8	14	12	15	13	15	13	14	11
6/9	14	12	16	14	14	12	14	11

しかしながら、先ほど、普通の人の安静時の呼吸は1分間に10〜12回だと述べたように、これは不自然な呼吸法ではありません。「パニック障害」の人は、Yさんのように、ふだんから呼吸数が多く過呼吸気味なので、とくに難しく感じるのだと思います。

ですが、できるだけ毎日練習することで、この呼吸が、普通の何も考えずに行う呼吸になっていきます。それにより、体内の酸素の量が適切に調整され、「パニック発作」の予防にもつながるのです。

Yさんには以上のような説明をして、

しました。

練習の意義を理解してもらいました。そのうえで、呼吸回数の記録をつけることを指導しました。

記録とは、1日4回、1分間の呼吸数を測るものです。運動していたり、外出して歩いていたりしたら、それが終わってから10分後に測定します。測定時は静かに座っているか、立った状態で測ります。息を吸って、吐き終わるまでが1回です。

このようにして1分間の呼吸数を測定したら、次に先に示した呼吸法を5分間練習します。そして練習後、もう1回、呼吸数を測定します。記録のつけ方は、前ページの表を参考にしてください。

これでYさんの3回目の面接は終了です。自分の過呼吸がどのように生じているかを知り、そのコントロールの仕方を学んだことで、「パニック発作」の治療が格段に進んだと言えます。Yさん自身も、これでなんとか「パニック障害」を治せそうだと話していました。

リラクゼーションの練習——第4回受診

第4回受診では、いつも緊張してしまうYさんにリラクゼーションの方法を伝えました。

些細なことも脅威に感じ、緊張してしまう

人間が、脅威やストレスに対して、大なり小なりの「逃げるか戦うか」反応をしていることはこれまでに述べました。「逃げるか戦うか」反応は、私たちが生まれつき持っている本能です。この反応が生じると、筋肉の緊張が高まり、それに伴って集中力も高まって、行動が速くなったり、作業の能率が上がったりします。ですが、筋肉はいつも緊張の高い状態に留まっているわけではありません。必要に応じて緊張が高まったり、リラックスしたりを繰り返しています。

しかし、「パニック障害」の人は、高ストレス状態が終わり、リラックスした状態に戻るべきときになっても、緊張が解けていないことが多いのです。長時間にわたる緊張

状態は、人間に心配や不安をもたらします。その結果、神経が過敏になり、取るに足りない出来事でも、脅威に感じてしまうようになるのです。

たとえば外科医は長時間の手術のあとは、なかなか緊張が解けず、小さな物音にビクッとしたり、患者さんの予後に過剰に神経質になったりするそうです。「パニック障害」の人は、これと同じような状態にあります。

緊張するのは悪いことではありませんが、日常の生活においては、過度の緊張は不要です。不必要な緊張から自分を解放することで、不安のコントロールも容易になるのです。

筋肉の緊張を解きほぐすリラクゼーション術

リラクゼーションは、まず自分の体の緊張に気づくこと、そして体全体のリラクゼーション、次に個々の筋肉の緊張を解くリラクゼーションへと進めていきます。具体的には以下のように行います。

(1)緊張に気づく

私は毎日、多くの患者さんたちと話し、大量に字を書いている(私のクリニックは電子カルテではないので)ためか、知らず知らずのうちに、右腕と右肩が凝っています。また診療が終わると、腰と背中が張っています。マッサージに行くと、いつも肩凝りと背中、腰の張りを指摘されます。ただ、自分にとっては毎日のことなので、緊張しているという自覚はあまりありません。

このように人は、不安や緊張に長い時間さらされると、体も緊張してこわばった状態になってしまうことがあります。「パニック障害」の人にとっては、緊張した状態が持続するのはよくありません。緊張状態が続くと、気持ちに余裕がなくなるため、些細な出来事によっても、「パニック発作」が起きやすくなるからです。

精神的な緊張と体の緊張は連動するので、自分の体のどこが緊張しているかを知ることは、「パニック障害」の人にとって重要です。自分の体のどこが緊張しやすいかをチェックし、次に紹介するリラクゼーションや、ストレッチ体操などにより緊張をほぐすことで、「パニック発作」が起きるのを防ぐことができます。

体の緊張をチェックするポイント

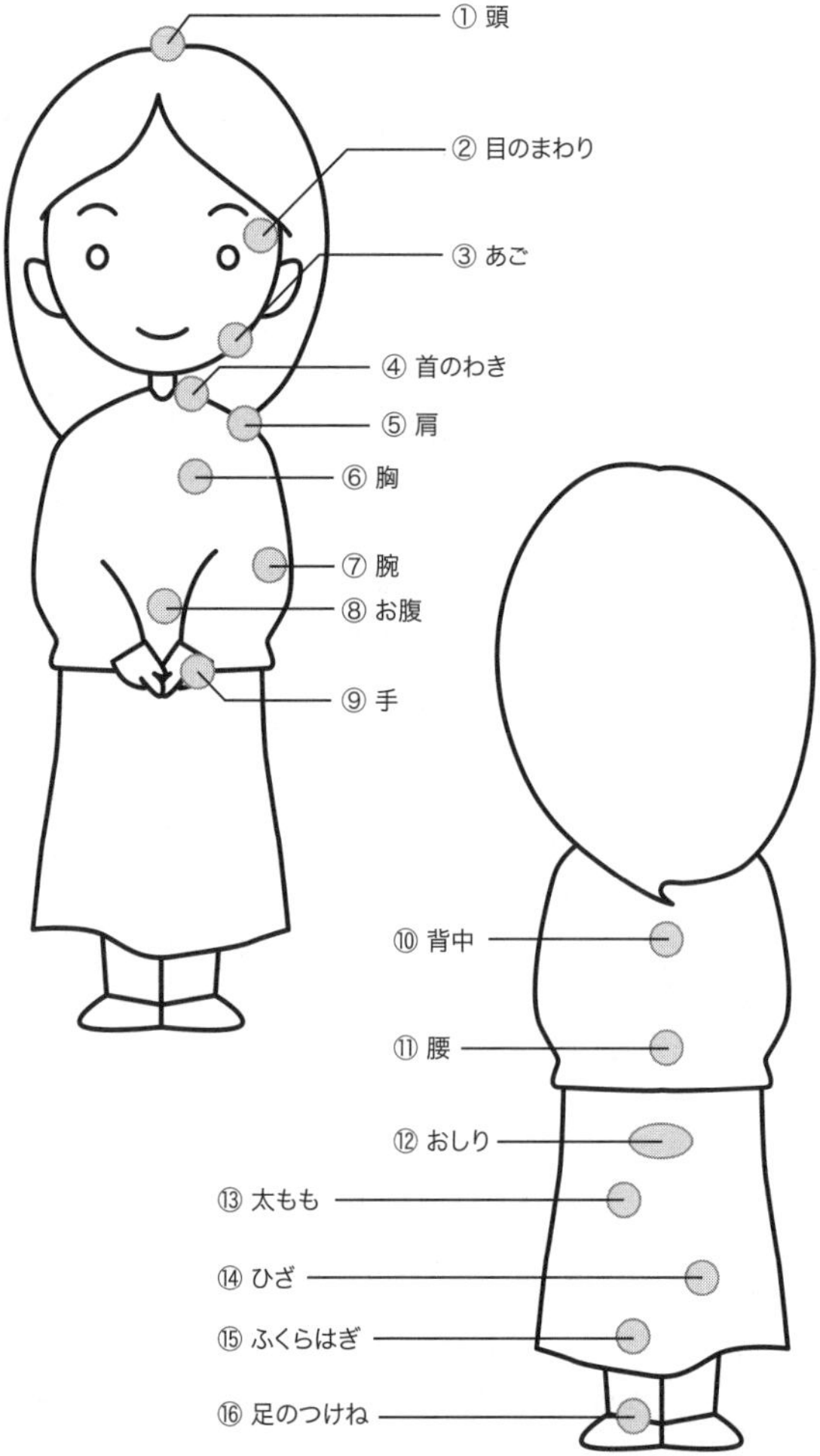

体の緊張状態の記録

日付	6/8	6/9							
①頭	3	3							
②目のまわり	2	1							
③あご	2	1							
④首のわき	1	0							
⑤肩	3	3							
⑥胸	0	0							
⑦腕	0	0							
⑧お腹	0	0							
⑨手	0	0							
⑩背中	3	3							
⑪腰	0	1							
⑫おしり	0	0							
⑬太もも	0	2							
⑭ひざ	0	0							
⑮ふくらはぎ	0	2							
⑯足のつけね	0	0							

0	1	2	3
なし	低	中	高

体のチェックポイントはイラストを参照してください。緊張のチェックはできるだけ毎日、同じ時刻に行うのが望ましく、緊張の度合いは0〜3の数字で評価して、表に記します。

(2)リラクゼーション

ここでのリラクゼーションとは、体全体のリラックスした状態を維持するための方法です。ゆったりした状態で行うことが大切で、リラックスした状態を作るために力んでしまったのでは、効果がありません。呼吸法と同様に、これも毎日練習することで、ふだんから、よりリラックスした状態を維持できるようになります。

◇座っているとき、足をリラックスさせる方法

(1) 小さく息を吸い込み、7秒間息を止める。苦しくて「パニック発作」が起こるような気がしてもなんとか7秒間我慢する。

(2) 息を止めている間、くるぶしのところで足を交差させる。下になっている足は上のほうの足を持ち上げるように、上になっている足は下のほうの足を押さえつけるようにして、ゆっくりと両足の筋肉の緊張を高める。あるいは、くるぶしで両足をからめさせておくのでもよい。交差させた2本の足を反対方向に横に引っ張り合うようにして、ゆっくりと両足の筋肉の緊張を高める。足にいったん力を入れることで、緊張を自覚し、逆に緊張を解き放つことができるようになる。

(3) 7秒経ったら、「リラックスしよう」と自分に声をかけ、一呼吸おく。

(4) ゆっくり息を吐きながら、筋肉の緊張を全部ゆるめる。

●座っているとき、足をリラックスさせる方法

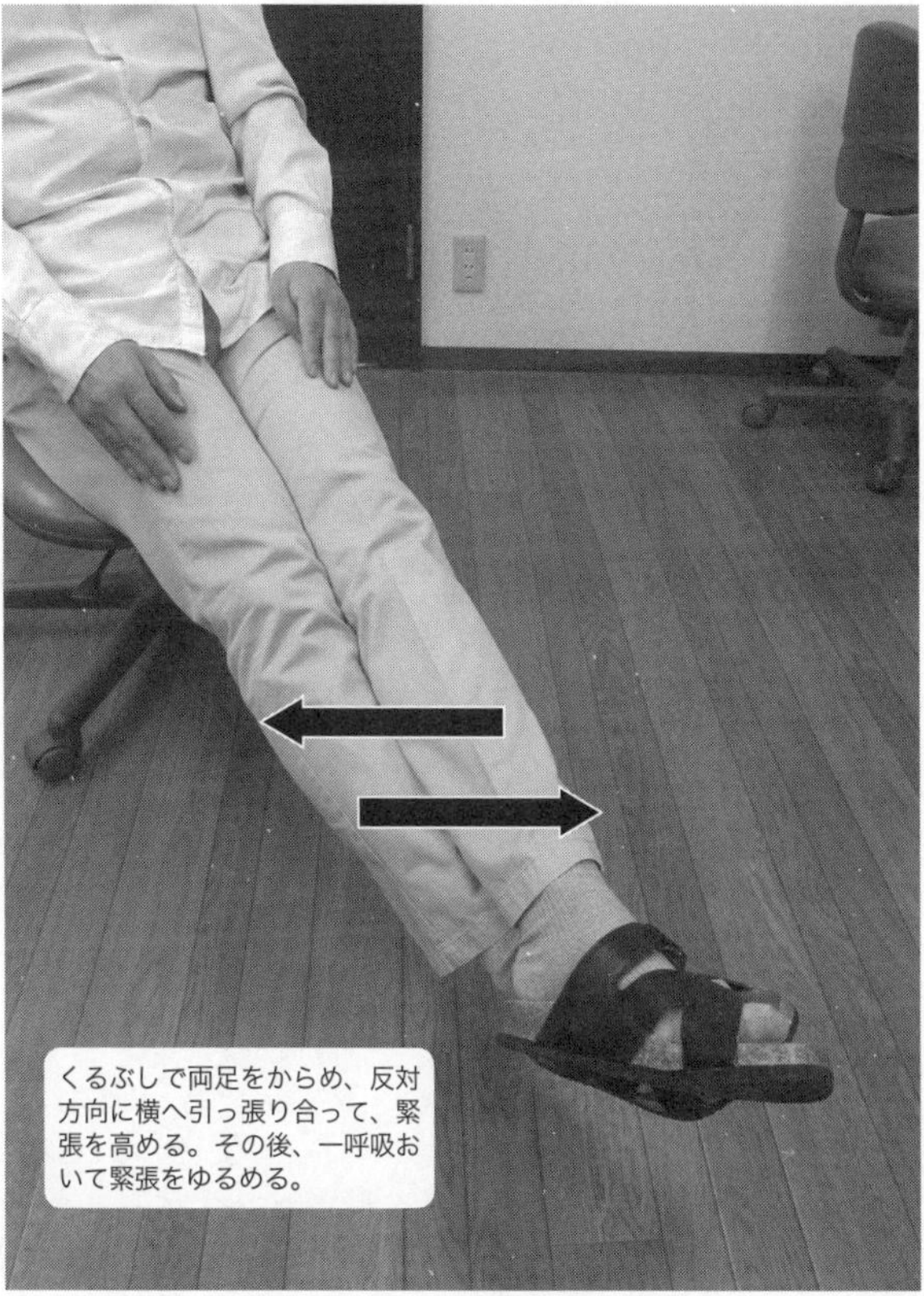
くるぶしで両足をからめ、反対
方向に横へ引っ張り合って、緊
張を高める。その後、一呼吸お
いて緊張をゆるめる。

（5）緊張をゆるめたら、目を閉じる。体全体の力を完全に抜くために、視覚的な刺激が入ってくるのを遮断する。

（6）そのあと1分間、息を吐くたびに、「リラックスしよう」とつぶやき、緊張をゆるめた状態をそのまま保つ。リラックスの感覚を体になじませるために、一定時間継続させることが大切。

◇座っているとき、腕をリラックスさせる方法

（2）以外は、足の場合と同じです。

腕の場合は、息を止めている間、両手を膝の上に置きます。このとき両方の手のひらは向かい合わせにしておきます。そして下のほうの手は上のほうの手を持ち上げるように、上のほうの手は下のほうの手を押さえつけるように、ゆっくりと両手両腕の筋肉の緊張を高めます。あるいは以下のやり方でもよいです。

・座ったまま椅子の下に手をさし入れて、椅子を引っ張り上げる。

・椅子の後ろで手を組んで、両手を引っ張り合いながら、椅子の背に手を押し当てる。

・座ったまま首の後ろで両手を組み合わせ、頭を後ろに押しつけながら両手を引っ張り合う。

◇立っているとき、足をリラックスさせる方法

(2)の動作が違うだけで、基本は座っているときと同じです。

立っているときは、息を止めている間に、両膝の関節を、本来曲がるのとは逆の方向に向かってめいっぱい伸ばすようにして、ゆっくりと足の筋肉の緊張を高めます。

◇立っているとき、腕をリラックスさせる方法

同じく違うのは(2)の動作だけです。

腕の場合は、息を止めている間、体の前で手を組み合わせ、組んだ両手を左右に引っ張り合います。あるいは以下のやり方でもよいです。

・体の後ろで手を組み合わせ、組んだ両手を左右に引っ張り合う。

・手すりのようなものを両手でしっかりと握りしめ、手や腕の筋肉の緊張を高める。

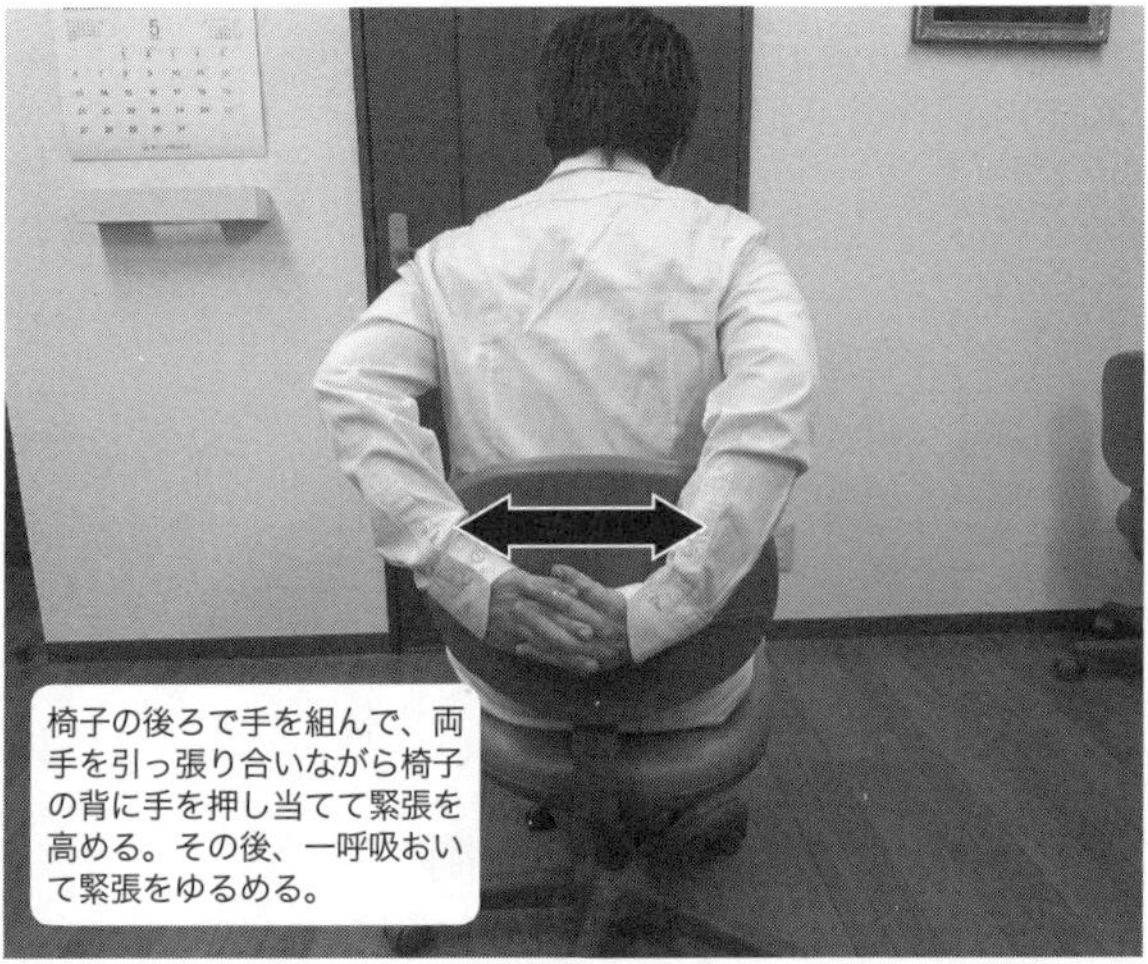

椅子の後ろで手を組んで、両手を引っ張り合いながら椅子の背に手を押し当てて緊張を高める。その後、一呼吸おいて緊張をゆるめる。

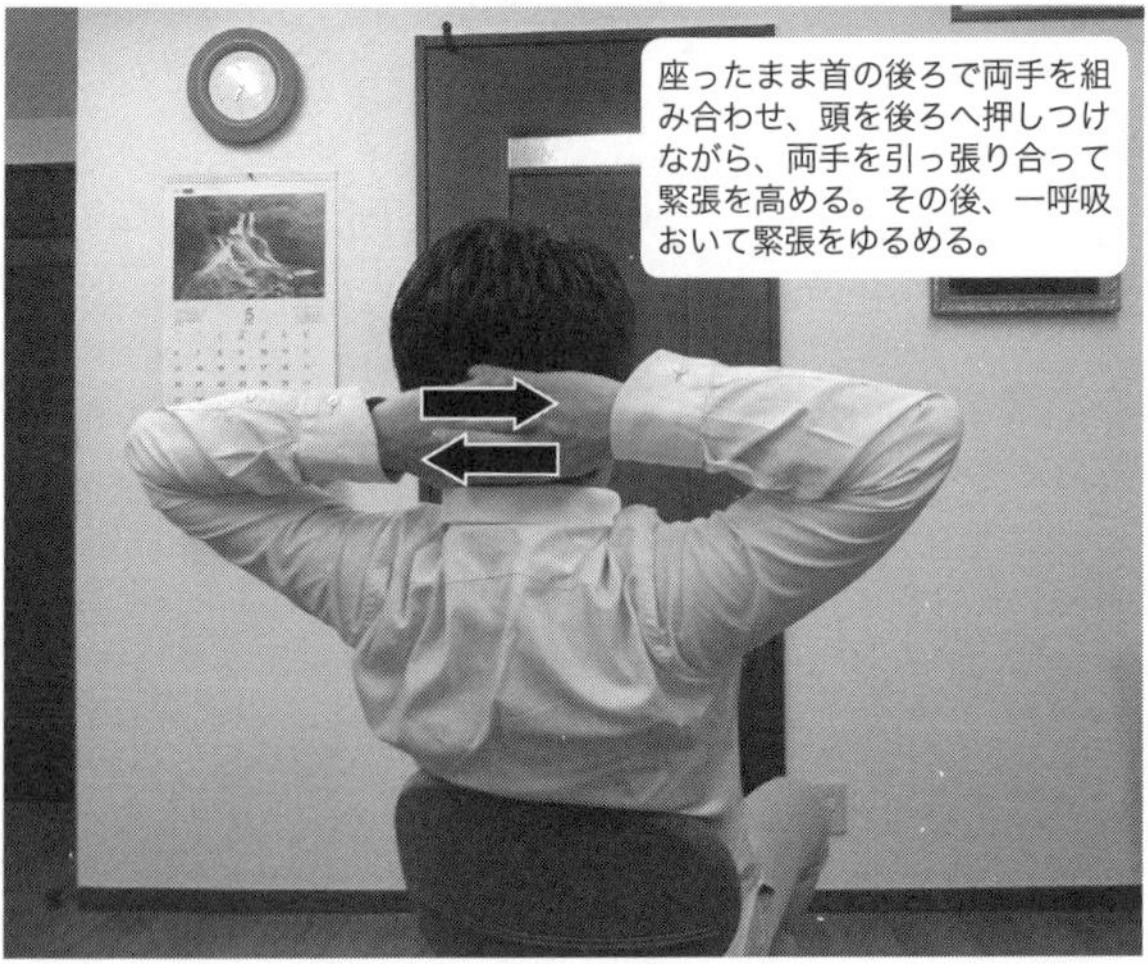

座ったまま首の後ろで両手を組み合わせ、頭を後ろへ押しつけながら、両手を引っ張り合って緊張を高める。その後、一呼吸おいて緊張をゆるめる。

●座っているとき、腕をリラックスさせる方法

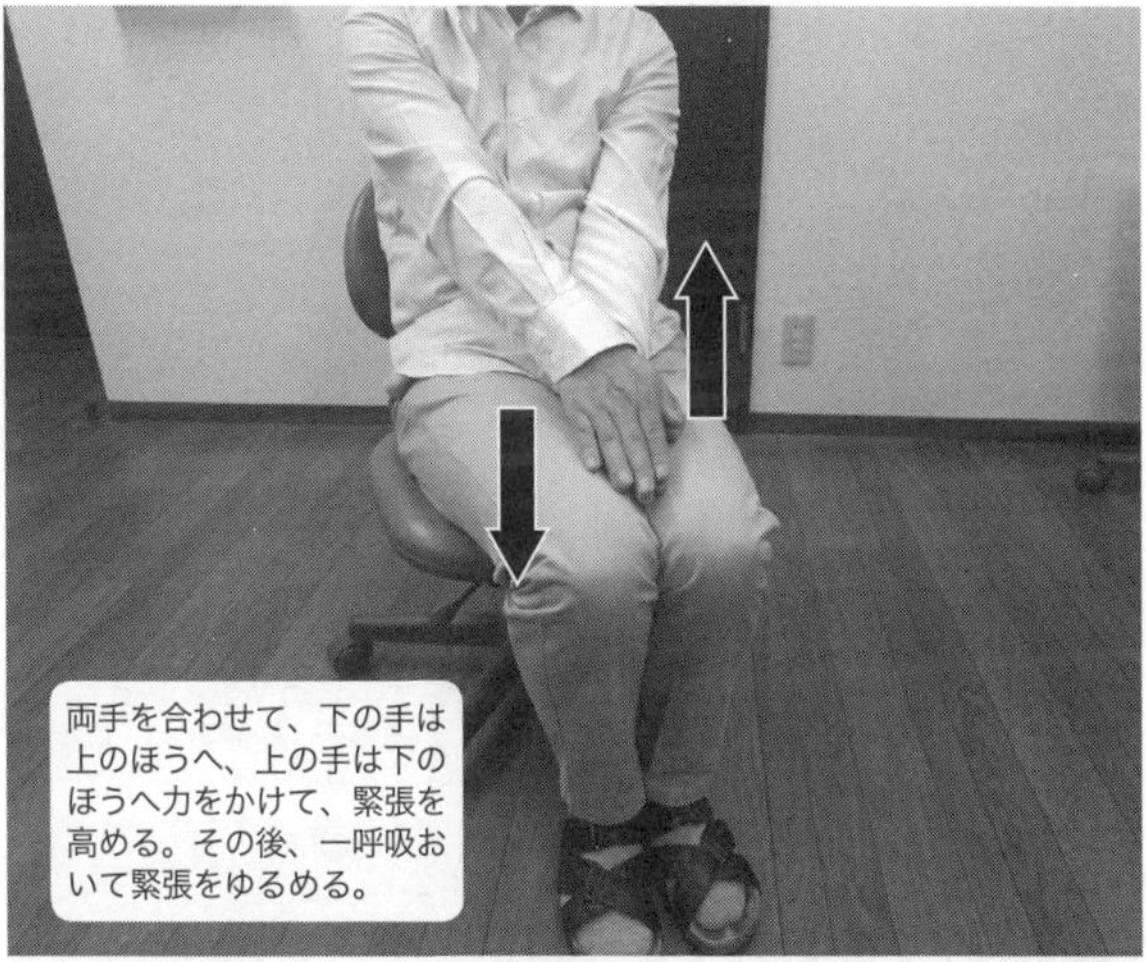
両手を合わせて、下の手は上のほうへ、上の手は下のほうへ力をかけて、緊張を高める。その後、一呼吸おいて緊張をゆるめる。

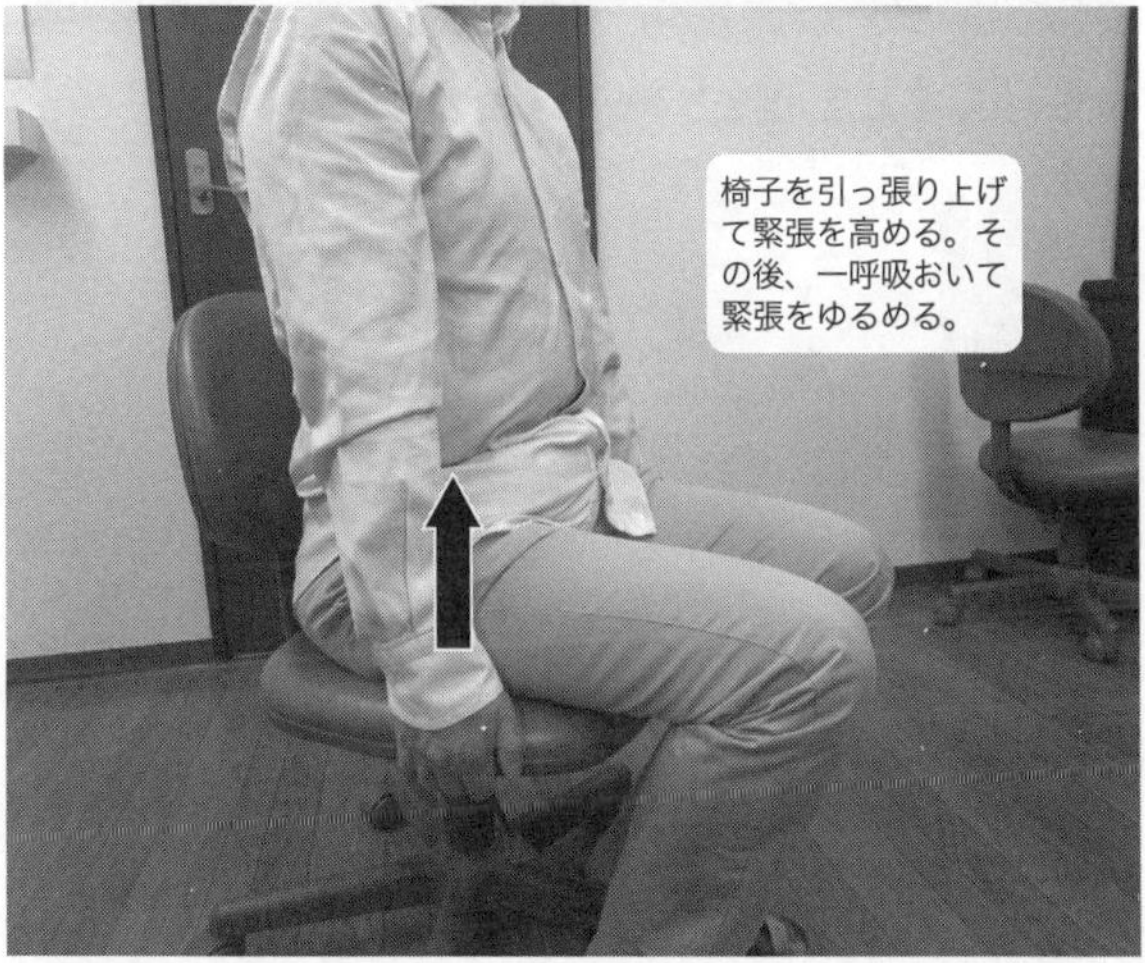
椅子を引っ張り上げて緊張を高める。その後、一呼吸おいて緊張をゆるめる。

●立っているとき、足をリラックスさせる方法

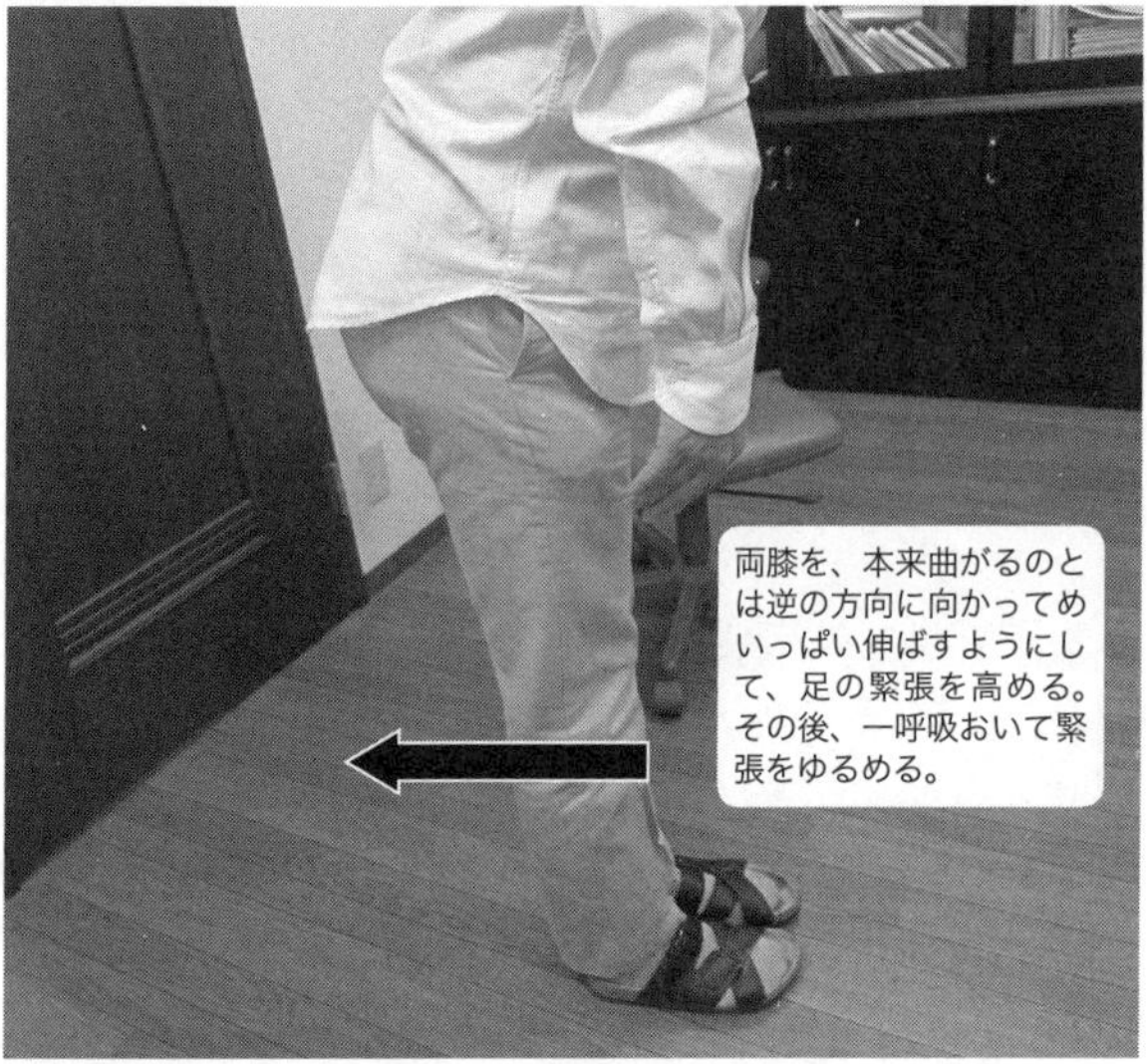
両膝を、本来曲がるのとは逆の方向に向かってめいっぱい伸ばすようにして、足の緊張を高める。その後、一呼吸おいて緊張をゆるめる。

●立っているとき、腕をリラックスさせる方法

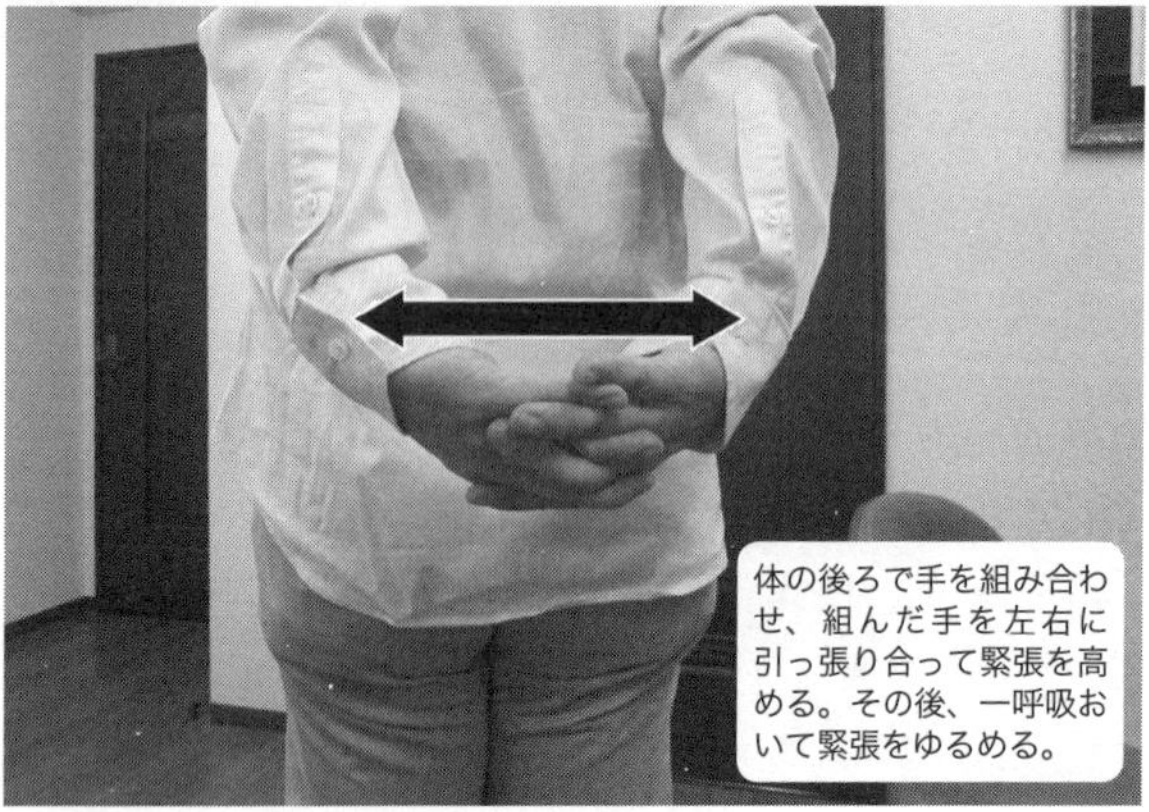
体の後ろで手を組み合わせ、組んだ手を左右に引っ張り合って緊張を高める。その後、一呼吸おいて緊張をゆるめる。

周りに人がいる環境でもできる

ここまでの説明からもわかるように、このリラクゼーションは、座っているときでも立っているときでも、いつでも行うことができます。さらに足や腕だけではなく、体のあらゆる部分に応用が利きます。

Yさんの場合はいつも体全体が凝っており、とくに肩から上が凝っていたため、足と腕のリラクゼーションに加えて、（2）の動作のときに、首をすくめて肩を上げて緊張を高める方法を取り入れました。

さらに、周りに人がいる環境でできることが、このリラクゼーションの特長です。ただ、はじめてやって、いきなりうまくいくわけではありません。練習を重ねることで、周囲から気づかれずに、手足や肩の筋肉の緊張を高められるようになります。気づかれないということは、上達した証拠でもあります。

以下に、上達のためのポイントを挙げておきましょう。

・何度も繰り返し練習すること。
・緊張しているなと思ったら、すぐに練習すること。

・緊張したときにはリラクゼーションで対応する習慣をつけること。

何週間か練習を継続することで、自信がつき、しだいに自分が緊張しにくくなっていることがわかるはずです。漫然と練習するのでなく、自分に起きている変化を意識して感じ取ることも、上達の大切なポイントです。

良くなろうという意志があれば必ず回復する

Yさんには、クリニックで実際に練習してもらい、あとはふだんの生活のなかで練習を継続するよう、指導しました。

しばらくしてから、Yさんはいくつかの疑問を訴えました。これも、練習を始めたばかりの人が抱きがちな疑問です。以下が、それらの疑問と、それに対する私の答えです。

「緊張が高くてうまくリラックスできない」

緊張が高いということは、時間はかかるかもしれないけれど、それだけこの方法を習得する意義が高いということです。

「リラックスしたときの感覚があまり好きではない」

１割ぐらいの人は、リラックスした状態を嫌だ、あるいは怖いと感じます。これはリラクゼーションによって、今まで抑圧してきた自分の苦手な感覚を再び体験することから生じる現象です。リラクゼーションによって緊張が解けすぎて、コントロールを失ってしまうようなことは決してありません。練習を続けることでこのような嫌な感覚は確実に消失します。

「時間を無駄にしているのではないか」

どんなことでも、新しい技術を体得するにはそれなりに時間を要します。一見、無駄に思える時間も、回復のための重要な一過程です。また、時間をかけて体得したものほど、自分の体によくなじむことも知っておいてほしいと思います。

「練習するための時間や場所が確保できない」

ちょっとした休憩時間や家事の合間など、少しの時間でもかまいません。オフィスの自分の席でやりにくいなら、トイレでもいいですし、家で難しいなら、公園などでもよいのです。工夫することで時間や場所は必ず見つけることができます。

「こんなことしていても意味がないのではないか」

緊張しやすいことは、クセのようなものです。長い期間にわたって築かれてきた悪い習慣が、そんなにすぐに、魔法のように克服できるわけはありません。焦りは不安の裏返しです。焦っていること自体が、それだけリラクゼーションの必要性を示しています。

「自分をコントロールするのはやっぱり無理」

残念ながら、努力なしに「パニック障害」から回復する方法はありません。努力する人は必ず回復します。自分の力で良くなろうという意志こそが、自分をコントロールする第一歩です。やる気のない人、あきらめてしまった人に、自分をコントロールすることは難しいと言わなければなりません。

疑問を訴えたYさんも、繰り返し練習することで、周囲からあまり気づかれることなく、手足や肩の筋肉の緊張を高めることができるようになりました。秘訣は、あまり無理をしないで自分のペースで繰り返し行うことだと、Yさんは話してくれました。

たとえば人目が気になって7秒間緊張を続けるのが難しい場合は、何度か同じ練習を繰り返せばいい。疲れてしまうほど緊張させる必要はないし、7秒以上緊張させようと頑張らないことが大事です。

職場で働いているときや、レジに並んでいるときなど、緊張が高まりそうな場面でリラクゼーションができるようになると、自信がついてきて、緊張しにくくなっていることを自覚できると、Yさんは話していました。

このリラクゼーション法は、やってみると、意外に簡単です。「パニック障害」だけでなく、ひどい肩凝りの改善にも効果があります。実際、私も疲れて全身がこわばっているなと感じたら、このリラクゼーションを実践しています。

歪んだ考え方を修正する——第5・6回受診

「デパートが発作の原因」という誤った考え

第5回目の受診、第6回目の受診では、Yさんの誤った考え方を修正する方法を伝えました。これは、認知行動療法の1つの大きな核になる、認知に関わる治療法です。

パニック障害の人には、「認知の歪み」が生じています。

たとえばYさんは、デパートの催事場に出かけたときに、「パニック発作」が起きました。そのためYさんは、デパートに行くから「パニック発作」が起こるのだと考え、デパートに行けなくなってしまいました。

しかしながら、決してデパートが「パニック発作」の原因になったわけではありません。そうであれば、デパートなどとっくにこの世からなくなっているはずです。

Yさんの発作は、デパートに出かけることで不安が生まれ、「苦しくなったらどうしよう」「ここで倒れたらどうしよう」などという考えに支配されることによって、引き起こされました。つまり「パニック発作」の原因になったのは、デパートではなく、Yさんの誤った考えです。

人は一日中、あらゆる体験に「考える」→「感じる」→「行動する」というパターンで臨んでいます。しかし、ふだんそれを意識することは、まずありません。とりわけ、思考パターンが感情に影響を与えていることは自覚しにくいものです。そのため、Yさんのように、実は誤った考え方によって発作が生じているのに、特定の状況が原因になっていると考えてしまうのです。

このような誤った考え方が「認知の歪み」であり、これを修正することを「認知再構成」と呼びます。

危険を非現実的なまでに誇張してしまう

「パニック障害」の人にとって、閉塞感のある場所はしばしば空間恐怖の対象になります。このことも同じように説明できます。

Yさんは、ずっと行きたかったライブのチケットが取れて出かけたのに、会場に入れず、ライブを見ずに帰ってきてしまったことがありました。取れた席がアリーナの中央部の前のほうだったため、「もしもここで発作が起こって、混雑しているためにこの場所から動けず、外に出られなかったらどうしよう」とか「周囲の人に、挙動不審の変な人に思われるかもしれない」などと考え、強い不安と緊張が生じてしまったのです。

これが「パニック障害」のない人ならどうだったでしょう。こんな大きな会場が満員になるぐらいの人気のライブを、こんなにいい席で見られるとは、なんてラッキーなんだ、と考えたはずです。そして、そのライブをほんとうによい気分で楽しんだはずです。

Yさんと「パニック障害」のない人は、客観的にはまったく同じ状況にいます。違っているのは、その状況をいかにとらえるかという点です。

Yさんは、ライブ会場を、「脅威的で危険なところだ」とレッテル貼りしてしまいました。確かにテロでも起これば、アリーナの中央という席は、危険な場所かもしれません。しかし、現在の日本で、そのような可能性はゼロに等しいと言ってよいでしょう。つまり「パニック障害」の人は、その状況の脅威面や危険面を、非現実的なまでに誇張してしまうのです。

しかも、いったん苦手な場所を回避し始めると、誤った思考パターンはしだいに強化されていきます。現実のその場に行かないので、自分の考え方のほうが間違っているのだという認識を得る機会も失います。そうすると、なんでもない日常の行動においてもこの思考パターンが出現し、いつも不安に怯えていなくてはいけなくなってしまうのです。

レッテルを貼っているのはあくまで自分

習慣化したパターンは、努力と練習なくしては変えられません。

ただし、「考える」↓「感じる」↓「行動する」というプロセスのうち、「感じる」↓「行動する」の部分は、間違っていません。Yさんもそうなのですが、「パニック障害」の人は自らの思考にはきちんと反応しています。「脅威的で危険な場所」に近づくのが不安だと思い、そこへ行くのを避けるのは、適切な反応です。間違っているのは、「考える」の部分、すなわち、「脅威的で危険な場所」というレッテル貼りの部分です。

ここを変えるには、まずは、不安を引き起こしている誤った思考は何かを見定め、次にそれを否定し、最後に代わりの適切な思考を生み出す、という作業、すなわち「認知再構成」が不可欠です。

以下、具体的に説明していきましょう。

何が不安を引き起こすのかに気づく――第1段階

長年、誤ったレッテル貼りを続けていると、不安から発作に至る、「考える」↓「感じる」↓「行動する」という反応が自動的に進むようになってしまうので、どのような思考が不安を引き起こしているのかに気づくのは、なかなか困難です。

・苦手な状況における自分の状態について、自分はどう考えているのか。
・何が起こることを怖がっているのか。
・この状況についてどう考えているのか。
・どのように対処しようとしているのか。
などの質問は、不安を引き起こしている思考を探し当てる糸口になります。
不安を引き起こす思考パターンは、たいてい次のいずれかに分類できます。
・「パニック発作」が起きる可能性を過大に評価し、現実よりも起こりやすいと信じている。
・「パニック発作」が引き起こす結果を実際よりも恐ろしいものと評価し、ずっと続くものであると考えている。
・「パニック発作」に対処する能力を過小に評価している。実際にはある程度は対処しているはずなのに、自分では対処できないと決めつけ、常に不安を抱いている。
・「パニック発作」に伴う身体感覚を、それが正常なものであっても、異常な事態が起こっていると確信している。さらに言えば、その感覚を危険なものとさえ認識している。これはたとえば、動悸がすれば心臓発作が起こったのではとか、息切れがすれば、呼吸が止まってしまうのではとか、めまいがすれば、脳の血管が詰まったのでは、などと考えることです。

自分の不適切な思考に反論してみる——第2段階

不安を引き起こす思考を自覚するのが難しいのと同様、それに反論することも、なかなか難しいものです。そのような考え方が長期にわたる習慣になっているとなおさらです。そのためにも、第1段階の「不安を引き起こす思考」を、メモに書き留めるなどしてしっかり見定めることが必要です。そのうえで、以下のような質問をして、自分で自分に反論してみましょう。

・怖がっているものに証拠はあるのか。
・恐れている事態に陥る可能性はほんとうにあるのか。
・現実に最悪の状態になったとして、そのときはどうなるのか。
・他に考えはないのか。

・考え方は現実に即応しているか。

たとえば「パニック障害」の人に多く認められる不適切な思考については、以下のように反論します。

主治医は誤診しているのではないか。自分は重大な病気で余命いくばくもないのではないか。

←【反論】

医師が説明してくれたように、自分は「パニック障害」の診断基準に当てはまっている。重大な病気だったら、もっと病状が悪化しているはずだ。

今度「パニック発作」が起きたら、死んでしまうかもしれない。周りの人にも変な人だと思われる。

←【反論】

「パニック発作」で死ぬことは絶対にない。それに周りの人は、自分が気にしているほど他人の様子を見ていないから、ほとんど気づかれないはずだ。
運転していて「パニック発作」が起こったら、悲惨な交通事故を起こしてしまう。
←【反論】
たとえ「パニック発作」が起きても、とりあえず停車して呼吸法をやれば発作を抑えられる。悲惨な交通事故にはならない。
エレベーターが止まって長い時間閉じ込められたら、「パニック発作」が起こる。そうなれば一巻の終わりだ。
←【反論】
エレベーターが停止するなど、そう頻繁に起こることではない。万一停止してしまっても、それ自体が「パニック発作」を引き起こすわけではない。また万一停止して、「パニック発作」が起こりそうになっても、呼吸法やリラックス法を練習してあるから、自分でコントロールできる。

自分は一生涯こんなふうに怯えて暮らしていくんだ。

←【反論】

「パニック障害」は不治の病ではないと医師が言っているし、本にもそう書いてある。実際、ここまで克服法を学んできて、自分は確実に進歩しているし、今現在もそれなりに生活できている。

適切な思考に置き換えて不安を減らす——第3段階

最後の段階では、不安を引き起こす不適切な思考を、自分で考え出した適切な思考に置き換えます。そして、代わりの考え方をとることで、最初に抱いていた不安がどのぐらい減ったかを、数字で評価してみます。

Yさんの場合、以下のようになりました。矢印の前が最初の思考、後ろが代わりの思考です。

【状況1】地下鉄に乗って外出するのが不安でたまらない。

きっと「パニック発作」が起こる。

←

発作が起こるのを自分でただ不安に思っているだけだ。それにもし発作が起きても、自分でコントロールができないような事態にはならない。

電車を降りられなかったり、構内から出られなかったりしたら、頭がおかしくなってしまう。

←

自分が不安に思っているだけで、客観的に、地下鉄が危険であるわけではない。発作が起きても、コントロールする術を習得しているから、大事《おおごと》にはならない。

周りが自分を変な人と思うのではないか。

←

「パニック障害」にかかってからも、これまで変な行動をとったことはないから、今回も大丈夫だ。

こんなふうに考えるのは自分がおかしい。

←

「パニック障害」の症状として説明がつくものであり、医師にかかって治療しているのだから、おかしいことはまったくない。

【評価】以上のように考えることで、不安が100％から40％に減った。

【状況2】ライブ会場で心臓がドキドキして、強い不安を感じる。

このまま心臓発作になって死んでしまう。

←

これまでに心臓が悪いと言われたことはない。たんなる不安から生じる反応で、心臓発作などでは決してない。

自分は病気で、体に異常がある。

←

体には何の異常もない。不快な感覚は、不安が引き起こしているもので、コントロールの方法は習得済みだ。

倒れる前になんとかしなくてはいけない。

←

息を大きく吸うとよけいに苦しくなるのは、心臓発作ではなく、「パニック発作」の証拠だ。だから、苦しくなってもその場で呼吸法をすれば大丈夫だ。

【評価】以上のように考えることで、不安が100％から30％に減った。

しみついた思考パターンを知っておく

第1段階～第3段階までが、歪んだ認知を再構成する流れです。

「パニック発作」が起きている現場で、いきなりこのように段階を追って考えるのは、まず無理です。そこで、発作が起きていないときに、発作が起きたときのことを思い出して、自分の思考パターンを知っておく必要があります。そうやってあらかじめ準備しておけば、いざ発作が起きたときに、思考を適切な方向に切り替えることができるようになります。

それでも実際にやってみると、なかなか難しく感じられるかもしれません。うまくいかないと訴える人のパターンは、大体、次の5つです。

(1)ただただ怖くて、自分でもどうしようもない

このようなときは、第1段階に戻って、「何をほんとうは怖がっているのか」「何が起こると思って怖いのか」と自問自答してください。不安や恐怖を感じていること自体が不適切であるということを理解するのは、最初のうちはとくに困難です。うまくいかなかった場合は、発作が治まっているときに、その状況を思い出して分析しておくと、次に発作が起きそうな場面に出くわしたときに、自分の不適切な思考を把握しやすくなり

ます。

(2)代わりの考えを思いつくことができない

長い間、不安を引き起こす考え方がしみついてしまっていると、やはり最初は難しいかもしれません。「まあ、なんとかなるだろう」というたんなる希望的観測や、「そのときはそのときでしょうがない」といった開き直りでは、不安を打ち消すことができません。今起きている事態と、自分にできることを、客観的に把握することが必要です。自分一人ではなかなか思いつかないときは、周囲の意見を聞いたり、ふだんから、他の人はどのように考えているのかを、気をつけて観察してみるといいでしょう。

(3)代わりの考えを信じることができない

まだ不適切な考えに引っ張られてしまっている可能性があるので、もう一度、第1段階、第2段階をやりなおしてみましょう。

代わりの考えは、正解が1つだけというものではありませんし、さらに言えばそれを丸ごと信じる必要性もありません。代わりの考えに置き換えるのは、不安を引き起こしている不適切な思考を否定し、それに反論するための練習です。ですので、それが正しいものであると信じること自体に意味があるとも言えます。変化とは一歩踏み出したところに訪れるものです。

(4)コントロールできると思っていたのにうまくいかない

とっさの場合に、呼吸法やリラクゼーションを使ってコントロールするには、ふだんからの練習が必要であることは、これまで何度も述べました。時間をかけ努力さえすれば、必ず上達するので、あきらめないようにしましょう。

(5)不安がなかなか消えない

誰もが不安を感じる状況では、少なからず不安を感じるのは当たり前です。いたずらに過剰に反応しないことが大切です。

発作が起きそうなときの対処法をメモにしておく

第6回の受診の最後に、Yさんと、「パニック発作」が起きそうなときの対処法として、次のようなまとめを作ってメモにしました。

いつも念頭においておく基本的な態度は、「不安は必ず数分で消え始める。不安が起こってもすぐに呼吸コントロールをすれば、発作に至ることは絶対にない」ということです。

不安を感じたら……

・練習した通りに呼吸コントロールを行う。息を吐くたびに「リラックス」と自分に声をかける。
・とりあえずその場にいったん留まって、座るか休むかする。
・リラクゼーションを行う。
・不適切な考えに反論して、より適切な考えに置き換える。
・次に何をするか前向きに考える。
・不安が減ってきて準備が整ったら、ゆっくりと行動を再開する。

「行動」で恐怖を克服する――第7回受診

なぜ苦手な場所を回避してはいけないのか

ここからは、認知行動療法のうちの、「行動」に重点をおいた治療法です。段階的暴露は「暴露法」とも言われます。ストレスとなりうるもの、Yさんの場合は「パニック発作」を誘発すると考えられる因子に曝《さら》されることで、しだいにそれに慣れ、誘発因子を克服するというものです。

これまで何度も述べてきたように、「パニック発作」は非常に恐ろしい体験です。そのため、たった一度、発作を体験しただけでも、ほとんどの人が「同じような状況になればまた発作が起こるんじゃないか」と思い込んでしまいます。

そのようになると、「パニック障害」の人は発作の引き金となりそうな状況を、前もって恐れるようになります。こうして「空間恐怖」が形成されます。

「空間恐怖」の対象としては、電車、地下鉄、バスなどの公共交通機関、百貨店やレジなどの混雑した場所、ひとりぼっちにされること、エレベーターやトンネルなどの閉所などが代表的です。

「空間恐怖」を伴う「パニック障害」の人がこのような状況に遭遇すると、当然、不安が高まります。ここで重要なのは、これらの状況の全部あるいは一部でも回避してしまうと、結果として「空間恐怖」が増大するということです。すなわち、回避すると、その場では不安が減少するので、回避が正しい対処の仕方であると錯覚します。それにより、回避行動が強化されてしまうのです。

でも、回避することで「パニック発作」の出現を抑えることができるなら、なぜ回避はいけないのでしょうか。それは、「パニック発作」そのものは消失していないからです。回避を重ねれば重ねるほど、「パニック障害」の人にとって「危険な」場所や状況がどんどん増えていきます。

エレベーターに恐怖を抱いた「パニック障害」の人は、しだいに似たような閉鎖された空間から遠ざかるようになり、ロープウェイも避けるようになります。しかし、実際ロープウェイが本当に「パニック発作」を起こすのかどうかはわからないし、避けているかぎり、一生それを知ることもできません。

そこで、Yさんの場合であれば、実際に地下鉄に乗ること、高速道路を走ること、長いトンネルを通ること、混雑した場所に出かけ、「パニック発作」が起きないようにすることが、暴露法における治療です。

具体的な目標を1つずつクリアする

しかし、いきなりその場に出かけて、良くなるわけでは決してありません。「空間恐怖」の対象であるこのような状況に、準備や、不安をコントロールするための呼吸法やリラクゼーションなどの技術なしで曝されると、かえって事態が悪化します。

そうならないためには、不安を感じる状況の軽いものから始めて、恐ろしい状況に曝されることを段階的に行う必要があります。したがってYさんの場合も、まず達成したい目標を設定し、そこに至る段階を決めて、一段階ずつ練習していくことにしました。

設定する目標は、できるだけ具体的にする必要があります。たとえば人生を見つめなおしたいとか自分の性格を知りたいなどという目標は、漠然としすぎていて、暴露法の目標設定としては適当ではありません。

Yさんの場合は、人ごみや電車に乗ることが苦手だったので、それを克服するという目標を設定しました。まず「ラッシュ時の電車に乗って美術館に出かけること」、次に「混雑した百貨店の特設催事場で買い物をすること」、最後に「満員のコンサート会場に行くこと」の3つです。これらがふさわしいものだと考えられます。

最終的な目標を設定したら、それを少しずつ克服していくために、いくつかの段階に分け、さらに小さい、とりあえず達成可能な目標を設定していきます。

たとえば1つ目の「ラッシュ時の電車に乗って美術館に出かけること」という最終目標は、以下のような段階に分けられます。

・空いている時間帯の駅まで行くこと。
・ラッシュ時の駅まで行くこと。
・入場券を買って空いている時間帯のホームまで行くこと。
・入場券を買ってラッシュ時のホームまで行くこと。
・空いている時間帯の電車に1駅乗ること。

・空いている時間帯の電車に2駅乗ること。
・ラッシュ時の電車に1駅乗ること。
・ラッシュ時の電車に2駅乗ること。
・空いている時間帯の電車で美術館の最寄り駅（6駅先）まで乗ること。
・ラッシュ時の電車で美術館の最寄り駅（6駅先）まで乗ること。

目標設定は少し難しめ、どうにか達成できるレベルで

段階的暴露の目標設定は、その人によって異なります。いったん段階を設定しても、自分で簡単すぎると思ったら、省略してもかまいません。課題が難しすぎるのはよくありませんが、できれば少し不安を感じながらも、どうにか達成できるレベルがよいでしょう。課題が難しくても、細かく目標を設定することで最終的な目標達成が可能になるのです。

ここでの「達成」とは、まったく不安を感じないでできるようになるということではありません。一度怖いと思ってしまった状況を再び経験するときに不安を覚えるのは、

誰にとっても当たり前のことです。ですから、段階的な暴露において、ひとつひとつを完璧に克服する必要はありません。ある程度達成したと感じたら、次に進んでよいのです。

ただ、次の課題に進むかどうか迷うようであれば、課題を「75％程度」克服する自信があるかどうかを目安にするとよいでしょう。ただし、これを、「75％以下の自信しかないから、次の課題には取り組めない」と、課題を回避するための言い訳に使ってはいけません。無理はよくありませんが、「基本は前向きに」が、暴露法がうまくいくポイントです。

Yさんの場合は、自分の趣味である美術館に出かけたいという、治療意欲の高いものに最終目標を設定したこともあり、順調に課題を克服することができました。

不安な状況にできるだけたくさん直面する

段階的暴露を行うにあたっての注意点を挙げておきましょう。

・克服すべき課題は、できるだけ毎日行いましょう。回避は恐怖を増加させるだけです。調子が出ないときは1つ前の課題を克服すると、次のステップに進みやすくなります。

・恐ろしいと考える状況にはできるだけ頻繁に直面しなければなりません。段階的暴露の開始間もないときは、たとえ恐怖感が強くても、できるだけ毎日直面すべきです。

・少なくとも3つの目標について練習する必要があります。Yさんも3つの目標を設定しました。治療の最初に3つ決めておいてもいいですし、そうでない場合は、1つクリアしたら、すぐに次の目標を設定しましょう。

・どこまでできたか、自分の進歩を記録しておきましょう。個々の状況で自分がどのように感じ、どのように対処したか書き留めておくことで、進歩が確実なものとなり、治療効果が高まります。また、記録を残しておくと、次の目標での段階分けや、スランプのときなど、あとになって役立ちます。

・課題に取り組む前には、リラクゼーションを行いましょう。

・課題に対して、うまくいった場面を想定して、イメージトレーニングを行っておきましょう。

・課題に取り組むときには、十分な時間を確保し、ゆったりリラックスして行いましょう。

・課題を練習しているときに、自分の呼吸数を測りましょう。長い課題の場合は5～10分間隔で、短い課題の場合はもっと短時間で記録します。Yさんの場合は5分おきに記録していました。

・課題に取り組んでいる途中に不安を感じたら、できればいったん行動を停止し、これまで学んだ技法を用いながら不安が消え去るのを待ちましょう。

・恐怖が減ったと感じられるまで、課題から逃れてはいけません。恐怖のためにその場から逃れてはだめです。恐怖に直面することこそが暴露法のもっとも重要なポイントです。その場から立ち去るのは、あくまで不安が減ってからです。不安が消えないうちにすぐに動くと、訓練にならないだけでなく、失敗体験としてインプットされ、次の段階に進めなくなるという逆効果になることすらあります。

・できるだけ長い時間その状況に留まり、できたときは自分を誉めてあげましょう。

・飛行機での旅行や、会議でのプレゼン、結婚式のスピーチなど、実際に段階を踏んで行うのが難しい課題に対しては、先ほどのイメージトレーニングが役立ちます。具体的に行うためには、イラストや写真などを利用して、リハーサルのためのカードを何枚か用意するとよいでしょう。想像上のできた自分をイメージしながらセッションを繰り返すことで暴露法となりうるのです。

発作の感覚をわざと生じさせる
——第8回受診

「パニック発作」の感覚を再生してみる

第8回の受診では、「パニック発作」の感覚を再生し、それに慣れていく練習法を伝えました。

「パニック障害」の人は、動悸、呼吸困難のような身体症状に対して、過剰に恐怖に満ちた反応をしてしまいます。この問題を克服するためには、そのような感覚を自分でわ

イメージトレーニングに使うカードの例

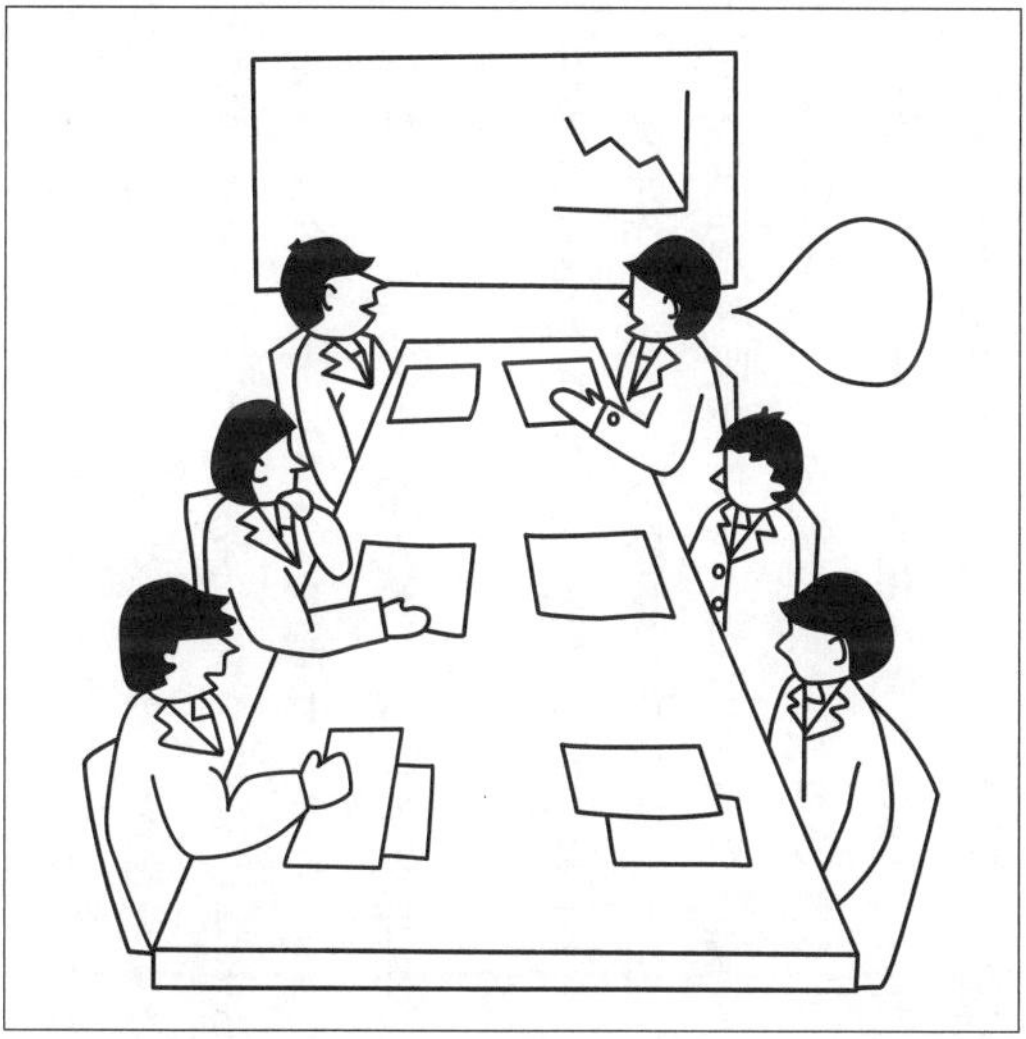

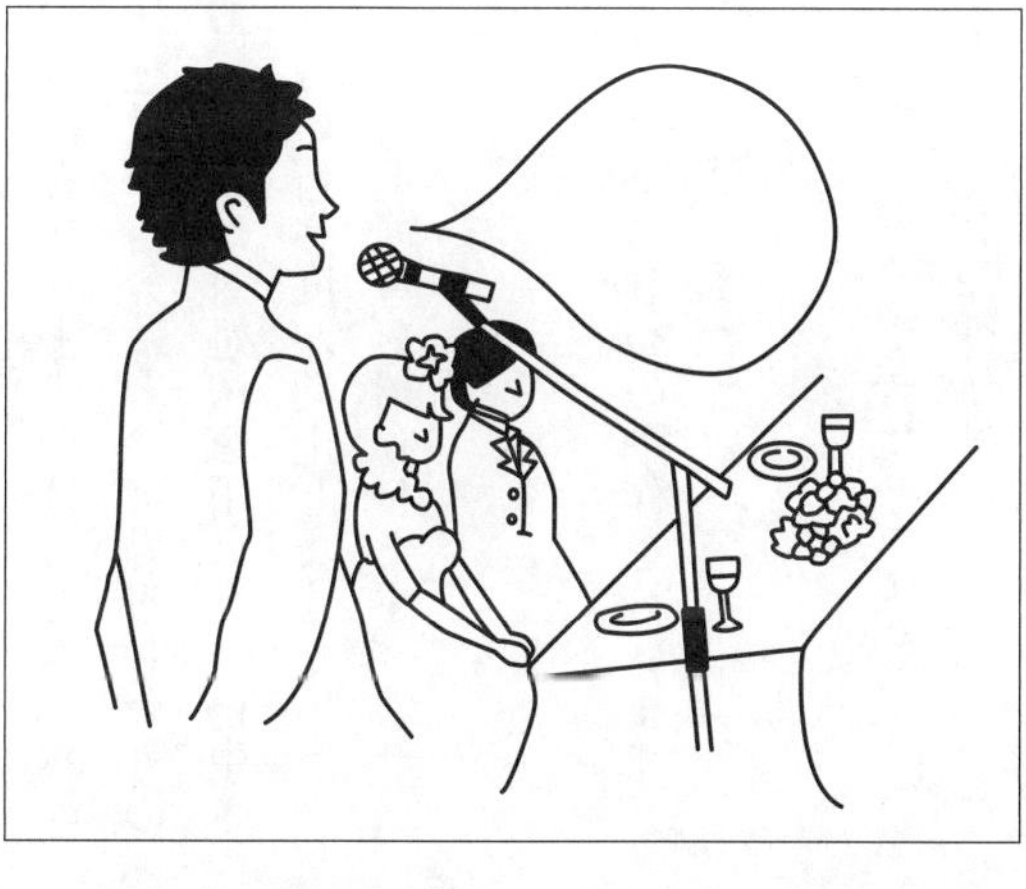

ざと生じさせ、それに慣れていくというやり方が効果的です。

もちろん人により、恐怖の対象となる身体症状の程度は異なります。けれども「パニック発作の感覚」を再生することで、どのような身体感覚が自分にとって恐ろしいものかを理解することはできます。さらにはこれまで練習してきた対処法を用いて、再生された「パニック発作」をコントロールすることで、さらに習熟度が向上します。

ここではYさんが取り組んだ「パニック発作の感覚」再生練習を紹介します。

9つの動作で発作のときの感覚を再生する

「パニック発作」のときの感覚を再生するために、まず以下の9つの動作を行います。

(1) 1分間過呼吸を行う。力いっぱい、深く、速く呼吸すること。

(2) 30秒間ずっと頭を横に振り続ける。

(3) 30秒間ずっと頭を両足の間にはさんでおいて、そのあと急激に立ち上がる。

(4) 階段や箱を使って、すばやく踏み台昇降をする。1分間続ける。

(5) 30秒間ずっと鼻をつまんで呼吸を止めてがまんする。

（6）1分間ずっと全身の筋肉の緊張を最大にする。たとえば腕立て伏せの姿勢を維持するなどする。
（7）30秒間ずっと立ったままでぐるぐる回る。回り終わったあとで物につかまったり、座ったりしない。
（8）1分間ずっとストローをくわえたままで呼吸する。このとき必ず鼻をつまんで行う。
（9）1分間ずっと胸で呼吸する。胸いっぱいに空気を吸い込み、なおかつできるだけ速く呼吸を行う。

そのとき何を感じたかを9段階で評価する

9つの動作を行ったら、それぞれの動作について自分がどのように感じたかを、以下の3つの観点から評価します。

（1）身体的な不快さ――「0＝全然不快でない」「8＝極度に不快」として、0〜8

の9段階で評価します。

（2）身体感覚に対してYさんが感じた不安または恐怖——「0＝全然不安でない」「8＝極度の不安」として、0〜8の9段階で評価します。

（3）パニック発作の際に感じる身体感覚とどの程度似ているか——「0＝全然似ていない」「8＝同一」として、0〜8の9段階で評価します。

それぞれの動作についてのYさんの評価は以下のようになりました。

（1）【過呼吸】不快さ8　不安または恐怖8　類似度8
（2）【頭を振る】不快さ5　不安または恐怖4　類似度4
（3）【頭を両足の間にはさむ】不快さ7　不安または恐怖7　類似度6
（4）【踏み台昇降】不快さ3　不安または恐怖2　類似度2
（5）【息止め】不快さ8　不安または恐怖7　類似度8
（6）【筋緊張】不快さ3　不安または恐怖3　類似度2
（7）【ぐるぐる回る】不快さ6　不安または恐怖6　類似度6

（8）【ストロー呼吸】不快さ7　不安または恐怖7　類似度7
（9）【胸式呼吸】不快さ7　不安または恐怖5　類似度5

不安・恐怖が小さいものから練習する

練習する必要があるのは類似度3以上の項目です。Yさんの場合は、（1）（2）（3）（5）（7）（8）（9）の7項目が練習課題になります。

課題が抽出できたら、そのうち不安・恐怖が小さいものから順番に練習します。Yさんの場合は、不安が少ない順に（2）（9）（7）（3）（8）（5）（1）となるので、（2）の【頭を振る】と（9）の【胸式呼吸】の練習からスタートしました。

練習するときには、できるだけ激しく感覚の変化を起こすようにします。練習で生じた身体感覚を自分にしっかり体得させるのです。そして不安を引き起こす不適切な考えが浮かんできたら、認知再構成によって、適切な思考へと改めます。練習を中止したくなっても、できるだけ長く続けるようにしましょう。

練習後、不快な身体感覚が消失していくのを体感することが、この練習のもっとも重要なポイントです。

そこで、練習前に不安のコントロールをしないこと、練習中、自分で気を逸らしたり、生じた身体感覚を意識的に止めたりしないことも大切になってきます。

Yさんは（2）【頭を振る】と（9）【胸式呼吸】について、それぞれ不安のレベルが2以下になるまで練習を繰り返しました。

その後は不安レベルの低いものから毎日2項目ずつ、不安のレベルが2以下になるまで練習を続けます。こうすることで、現実に「パニック発作」が生じたときも、心にゆとりを持って対応できるようになります。そのように自信がつくことによって、「パニック発作」自体も生じにくくなっていくのです。

調子が悪い日こそ練習のいいチャンス

Yさんからは練習中、いくつかの疑問が寄せられました。いずれも、この練習を行う人がしばしば感じる疑問なので、記しておきましょう。

「自分で『パニック発作』の感覚はわかっているから、こんな練習は必要ないのではないか？」

繰り返し暴露することによって、日常的に生じる身体感覚に対しても不安を生じなくするという意味があります。

「練習しているときは安全だとわかっているから、こんな練習は役に立たないのではないか？」

自宅でやってあまり不安が生じず、意味がないように感じられたら、喫茶店や屋外など、場所を変えてやってみましょう。たとえば喫茶店でやって不安が生じたら、そこにはどのような不適切な思考が生じているのかを考えるチャンスになります。

「このような身体感覚は自分で起こしているから、不安にならず、役に立たないのではないか？」

発作によって生じた感覚であれ、自分で引き起こした感覚であれ、その感覚自体に慣れていくことに意味があります。

「こんな感覚には耐えられない」

そこにこそ練習の肝があります。耐えられないと感じることは、不適切な思考を改める大きなチャンスと考えましょう。

「毎日と言うが、調子が悪くてできない日がある」

練習は、調子がいい悪いにかかわらず、毎日続けることが原則です。私たちの体調は日々違います。多くの人は、少しぐらい調子が悪くても家にひきこもっているわけにはいかず、会社や学校に行かなくてはなりません。だからこそ調子の悪い日に練習することは、現実的な対処法を勉強する恰好のチャンスだと考えましょう。

「練習すると発作が起こる」

練習は不安を生じさせるので、発作に類似した症状が出現するかもしれません。けれども、そのような場合こそ、病気を治すチャンスとなります。発作が起きても、これまで練習してきた技法を用いて、不安に対処すればよいだけです。逆にここで避けてしまうと、不安が増大してしまうおそれがあります。

毎日の生活で不快な感覚に慣れる
——第9回受診

テニスやヨガが発作を起こすわけではない

ひとたび「パニック障害」になってしまうと、直接的に「パニック発作」の引き金になった行動以外にも、日常生活でそれまで普通にやっていたことができなくなったり、避けるようになったりします。

たとえばそれまでテニスを楽しんでいた人が、激しく体を動かすと心臓がバクバクして死にそうになるからテニスをしなくなったとか、ヨガをやっていた人が胸が苦しい感じがするので控えるようになった、などです。

けれども、ここまでお話ししてきたことからおわかりのように、テニスやヨガが発作を起こしているわけではありません。発作が起きたらどうしようという誤った考え方が生じ、そのような状況や場所を避けているだけです。

この回では、Yさんに、毎日の生活のなかで生じる身体感覚による不安を減らすことを目的とした面接を行いました。

前回の「パニック発作」の感覚を意図的に引き起こす練習では、不快な身体感覚を引き起こす行動の始まりと終わりがはっきりしていました。これに対して、毎日の生活では、境目がはっきりしていないところに難しさがあります。

「パニック発作」の感覚につながりやすい日常生活上の行動には、以下のようなものがあります。自分に当てはまるもののリストを作ってみましょう。これ以外にあれば、もちろんそれもリストに加えます。

- 暑い車のなかにいる
- ショッピングセンターにいる
- 医学関連のテレビ番組を見る
- サスペンスやホラーのテレビ・映画を見る
- スポーツ観戦
- 口げんかをする

・遊園地の乗り物に乗る
・船に乗る
・性行為をする
・脂っこいものを食べる
・ハイキング、ジョギング、スポーツをする
・スポーツジムでトレーニングをする
・エクササイズをする
・泳ぐ
・急に立ち上がる
・階段を駆け上がる
・暑い日に歩く
・冷房のよく効いた部屋から外に出る
・湿度の高いところでシャワーを浴びる
・湿度の高い部屋にいる

ひとつひとつクリアして普通の生活を取り戻す

Yさんの場合は前記リストにある4つに思い当たることがありました。

・ショッピングセンターにいる
・ハイキングとスポーツ
・階段を駆け上がる
・冷房のよく効いた部屋から外に出る

このなかで、不安を感じる度合いがもっとも少ないのはハイキングでした。そこでまず、以下のような段階的暴露と認知再構成を用いて、不安を感じずにハイキングに行けるようになる練習をしました。ハイキングを問題なくクリアできたならば、次にYさんが不安を感じる度合いが少ない順に、スポーツ、階段を駆け上がる、ショッピングセンターにいる、冷房のよく効いた部屋から外に出る、という行動をひとつひとつクリアしていけばよいのです。

ハイキングをクリアする具体的ステップ

Yさんが「ハイキング」をクリアする具体的ステップを紹介しましょう。

近所の公園まで散歩する

←近所の公園まで早足で歩く

←少し離れた場所まで散歩する

←少し離れた場所まで早足で歩く

←電車で自分が行きたかったそれほど遠くない場所まで出かけて散策する

←電車でかなり距離がある、以前自分がよく行っていたハイキングコースに出かける

「苦しくなっても大丈夫」と考える

行動療法と併せて、「ハイキングに出かける」という状況で生じる不適切な考えを否定し、代わりの考えに置き換えます。そして、代わりの考え方に改めることで、不安がどのぐらい減ったのかを評価します。

前者が不安を引き起こす不適切な考え、後者が代わりの適切な思考です。

きっと発作が起こる
←
これまで学んできたことでコントロール可能だ

歩いていると苦しくなって心臓発作で死んでしまう
←
体を動かせば、息苦しくなるのは当たり前だし、そうやって考えていること自体、心臓発作でない証拠だ

苦しくなって発作が起こっても誰も助けてくれない
←
携帯電話で自分で救急車を呼ぶことができるので大丈夫だ

こんな自分をみんながきっと変に思う
←
これまで周りからそんなふうに指摘されたことは一度もないので、今回も大丈夫だ

【不安の評価】１００％から30％へ減少。

以上のような練習によって、Ｙさんは日常生活のなかでの「パニック発作」の感覚を克服していきました。

考え方のクセに気づく——第10回受診

陥りやすい「全か無か思考」「悲観主義」

第10回目の受診では、認知行動療法の観点から、日常の生活全般を見なおしてみました。

Yさんはふだんの生活で、「狭い部屋にいると空気がなくなって窒息してしまう」「無理をして動くと心臓発作が起こってしまう」と話していました。また「パニック障害の人はよく「薬を持っていないと外出することは不可能だ」と話します。

これらは明らかに不適切な考え方です。これらは論理的に考えて否定することができます。また、狭い部屋では空気がなくなるのか、走ったあとでテニスをすると心臓発作が起こるのか、実際に試して否定することもできます。もちろん実際に試して確認するには、先に学んだ段階的暴露の手順に則ることが必要です。

これらの不適切な思考は必要以上に恐怖を増大させます。恐怖の対象に近づかなくても、恐怖を感じるようになってしまいます。「全般化」です。このような不適切な考えには「疑い」をさしはさみ、感情を思考の呪縛から解放する必要があります。そうすれば適切な思考で置き換えることができ、感情も適切なものへと変わっていきます。

日常生活全般における不適切な思考を見つけ出すには、以下の4つの質問が役に立ちます。

(1)自分がそんなふうに考えるのには何か根拠があるのだろうか

自分や身近な他人の、実際の経験に則して考えているか。たいした根拠もないのに結論づけていないか。

(2)今の自分の考えの代わりになる考え方はないか

ほんとうにその考え方しかないのか。違う見方、説明があるのではないか。もっとも合理的で不安を克服するために役立つ考え方は何か。

(3)自分の考え方がどんな影響を引き起こしているのか

自分は何が目的でそのように考えているのか。目的を達するために、今の考え方が役に立っているか。妨げになっていないか。

(4)間違った考え方のパターンに陥っていないか

陥りやすいパターンには以下のようなものがあります。

・全か無か思考

いいか悪いか、安全か危険か。折衷的に考えられない。たとえば「パニック発作」が起こると何もできない、など。また「いつでも」「決して」「みんなが」「誰も〜ない」というような言葉をすぐ使ってしまう。たとえば自分の「パニック障害」は「きっと」治らない、など。

・1回の出来事でダメだと決めつける

何か1つのことがうまくいかないと、すべてのことをダメだと考えてしまう。たとえば今日は課題ができなかったから自分はダメ人間だ、など。

・短所に注目し、長所を忘れる
これまでの成功体験に目が向けられない。たとえば自分は全然進歩していない、など。
・うまくいかないことを過大視する
うまくいかないことがあって当たり前なのに、悲観的に考えてしまう。たとえば過呼吸の練習をしたら死んでしまう、など。
・悲観主義
物事を悲観的にとらえてしまう。1週間後、あるいは10年後の自分も同じように感じているだろう、「パニック障害」の治療が全然進歩しない、など。
・くよくよ思い悩む
理想ばかり追いかけ、現実とのズレだけが気になる。たとえば自分の病気はもうとっくに治っていなくてはいけない、など。
・悪い未来ばかり考える
過去に基づいて自らの将来を予言し、自分の変化の可能性を摘み取ってしまう。たとえば自分は臆病だったから、この先もずっとそうだ、など。

いざというときの合言葉を作っておく

ふだんの生活のなかで、不快感や不安が生じたときには、言葉で自分を励ますのが効果的です。

たとえば息が苦しくなったときには、「この気分がどういう状態になるのかわかっている。不安になる必要はまったくない。これまで学んできたトレーニングで対処すればいいいだけだ」と励まします。

また、そのようなときのために、自分だけの合言葉を作っておくのもいいでしょう。たとえば「落ち着け、落ち着け」とか「早合点は禁物」など、その状況に応じた言葉を考えておくのはとてもいいことです。

不安や不快感が生じたときだけでなく、「今日は調子がいい」「今日はレジに並べた」など、折にふれ自分を誉めてあげることも大切です。

逆に自分を卑下する言葉は使わないように心がけましょう。言葉には現実を変える力があるので、「誰でもできるが自分にはできない」とか「まったく上達しない」などと考えていると、ほんとうにそうなってしまうことがあります。

苦しんだ分だけ幸せを実感できるようになった

最後にYさんと「まとめ」を作りました。

不安や不快感が生じたとき……

・自分は今どんな気持ちなのかを知ること。
・ひとりでにつぶやいている言葉にはどんな意味があるのか、どんな考えがあるのかを立ち止まって考えること。
・その言葉や考えはほんとうなのか。真実かどうかを確かめること。
・不適切な言葉や考えを有用で正しいものに置き換えること。

以上10回のセッションで、Yさんの認知行動療法は終了しました。半年後に、経過報告に訪れたときには、「スランプもあるし、不安が強くなることもあるけれど、それは誰でもそうだと思います。今では普通の人となんら変わりない生活が送れていると思います。いや、苦しんだ分だけ今は幸せを以前より実感できるようになりました」と話してくれました。

薬について知っておくべきこと

やむをえず薬を使うのはどんなときか

Yさんの場合は投薬治療を行わずに、認知行動療法だけで治すことができ、予後も非常に良好です。これはある意味、理想的なケースで、実際には、ほとんどの「パニック障害」の人が、薬による治療を受けているのではないでしょうか。

もちろん薬による治療すべてが悪いというわけではありません。必要なときに必要な薬を適切に使用するのは大切なことです。私も多くの「パニック障害」の人に投薬をしています。私が投薬を行うのは、現在の「パニック発作」による苦しみが重篤で生活に大きな支障を来しているケースと、認知行動療法だけでは症状が改善しないケースです。

ここではあらためて、薬についての私の現在の考えをお話しししたいと思います。

「パニック障害」であるという診断が確定したら、そこから治療の開始です。認知行動療法のみで治療するのが、予後の観点からももっとも望ましいのですが、薬を使うことももちろんあります。

おおまかに言えば薬は2つの種類があります。1つは抗不安薬、1つはSSRI（選択的セロトニン再取り込み阻害薬）です。

抗不安薬は必要なときだけ頓服として

抗不安薬は非常に多くの「パニック障害」の人が服用しています。アルプラゾラム（商品名ソラナックス、コンスタンなど）、エチゾラム（商品名デパスなど）、ロフラゼプ酸エチル（商品名メイラックスなど）が主ですが、他にも多くの抗不安薬が処方されています。

毎日定期的に服用するのがよいと話す医師と、私のように必要なときにだけ頓服として服用するよう指示する医師がいます。「パニック障害」では1週間で薬物への依存が完成すると言われ、薬を飲まずにいられなくなることが多いので、私は後者を勧めています。

ただ必要時の頓服であっても、どうしても服薬回数は増えがちです。このとき認知行動療法を併用していると、服薬回数を確実に減らすことができます。また調子が良いときはなるべく抗不安薬を使わないように意識的に心がけることが大切です。

依存性は低いが副作用・離脱症状があるSSRI

SSRI（商品名パキシル、ジェイゾロフト）は抗うつ薬で、主にはうつ病の治療に用いられますが、「パニック障害」にも有効であることが証明されています。抗不安薬に比べれば薬への依存性が低いため、服用をやめるのは比較的簡単です。

ただし、SSRIは抗不安薬のように頓服薬として使用するのではなく、必ず毎日服用する必要があります。SSRIは一定期間（おおむね2週間から1カ月）服薬して、はじめて効果が出現し、そしてひとたび服用し始めたら1年ほどは服用を継続しなければ「パニック障害」を改善することができないからです。

またSSRIは、薬をやめたときに、しばしば離脱症状（退薬症状）が現れます。ふらつき、めまいが代表的な症状です。再び薬を飲み始めると、症状はすぐ消えます。薬への依存性は低いのですが、離脱症状のためになかなか薬を手放せない、という問題があります。

さらにSSRIは、初期に吐き気や眠気のような副作用が現れることがあります。1週間程度でおさまることが多いのですが、どうしても合わずに服用できない人もいます。また10代の人が服用すると、自殺衝動が高まるという調査結果もあり、若い人には勧められません。

抗不安薬の服薬回数がしだいに増大していくケースにSSRIが有効なことも多く、選択肢の1つではあるのですが、やはり認知行動療法のみで治療を行うのが望ましいのは言うまでもありません。

現時点での私の薬物療法に対する考え方は、可能であれば認知行動療法のみで治療する、それが難しいようなら必要に応じた抗不安薬を最低限服用する、抗不安薬がしだいに増えているならSSRIの服用を考慮する、というものです。

もちろん今、抗不安薬やSSRIを服用していても、並行して認知行動療法を続けることで、服薬なしで日常生活が送れるように必ずなります。薬を少しずつ減らしていくことで、ＳＳＲＩの離脱症状も止められます。

ですので薬が手放せないという人も決して悲観せず、認知行動療法に取り組んでいただきたいと思います。

第4章 自分を見つめなおすチャンスとして

治療の途中で挫折してしまう理由

ここまでお話ししてきたように、認知行動療法はパニック障害の治療にとってベストの治療なのですが、なかには、治療の途中で挫折してしまう人もいます。私のクリニックでも、通院をやめてしまう人がいます。

治療に挫折するほとんどのケースは、不安のコントロールがうまくいかないか、暴露法の設定がまずいかのどちらかに分類できます。治療を続けるのが難しいと感じている人は、以下のような問題が生じていないか、チェックしてみてください。

不安と過呼吸のコントロールのチェック項目

・呼吸数を定期的に測定しているか

自分の呼吸数を定期的に測定して、自分の呼吸が知らず知らずに速くなっていないかをチェックすることが大切です。呼吸数が多いと、過呼吸になりやすく、「パニック発作」も出現しやすくなります。

・日常生活のストレスがたまっていないか
ストレスを抱えて生活していると、それだけで不安が高まり、「パニック発作」が出現しやすくなっているのです。
・体の病気、寝不足、過労などがないか
これらが原因で身体的に衰弱していると不安感にとらわれやすく、「パニック発作」が出現しやすくなります。
・リラクゼーションを定期的に練習しているか
リラクゼーションを定期的に練習して自分のスキルとしてものにすることは「パニック発作」を出現しにくくさせます。
・不安感が出現したとき、呼吸コントロールとリラクゼーションを行っているか
不安を感じたら、すぐに呼吸コントロールとリラクゼーションを行えば「パニック発作」の出現を防ぐことができるのですが、「パニック障害」の人はついついそれを怠りがちです。これを再確認することは大事なことです。

暴露課題の目標と段階設定のチェック項目

段階的暴露がうまくいかないときには以下の点をチェックしてみましょう。

・進行の度合いが速すぎないか、あるいは遅すぎないか
・段階の差が大きすぎないか
・困難を感じている設定が難しすぎないか
・難しく感じているその前の段階の習熟度は足りているか
・習熟度の判定は甘すぎないか

などを再評価することで、再びうまくいくようになるはずです。チェックするとともに、達成できたときには、十分に自分を誉めるのも重要なことです。

停滞しても後戻りすることは決してない

どんなことに取り組むときも、良くならない、あるいは後戻りしていると感じることは誰にでもあるのではないでしょうか。これは認知行動療法にも当てはまります。

そのようなときには、自分が現在置かれた状況を確認してみましょう。おそらくスト

レスや過労、睡眠不足が認められるのではないでしょうか。後戻りあるいは停滞していると感じても、それは「パニック障害」の悪化ではなく、自分が置かれた状況に由来するものなのです。

「パニック障害」だけでなく、うつ病の治療でも、治療が停滞したり、逆に悪化したと感じることは自然なことです。それは回復のための、1つの段階と考えるべきです。決してこれまでの努力は無駄にはなりません。

これまでの私の長い臨床経験でも、良くなろうと努力を続ける人は、必ず回復していきます。マイナス面だけをとらえて、すべてがダメだと決めつけてはいけません。パニック障害の人は真面目な人が多いので、少しなまけると、ついついもう自分のパニック障害は回復しないと考えがちです。しかし少し落ち着いて考えれば、そうでないことは明らかです。人は誰でもなまけることがあるのだから、またやっていこうと考えればいいのです。

呼吸法やリラクゼーションは、ひとたび身につければ、自転車に乗ることやスキーと同じで忘れることはありません。スランプは、これまでを振り返って次に飛躍するためのいい機会だと考えればよいのです。

認知行動療法は人生の幅を広げてくれる

認知行動療法を中心に「パニック障害」について述べてきました。認知行動療法はたんなる技術の習得ではないと私は考えています。それを習得する過程で、その人の人格の幅が広がることを私は目の当たりにしてきました。

「パニック障害」を克服した患者さんは、病気になる前よりも生き生きとした表情を垣間見せます。「苦労が人を作る」ではないけれども、自分を見つめなおすことでそれまでの自分とは違う、ゆとりのようなものが心のなかに生じ、その結果新しい自分が形作られたのではないかと私は思うのです。

「パニック障害」で苦しんでいる多くのかたの人生が、本書によって、少しでも豊かになることを願ってやみません。

著者略歴

磯部潮《いそべうしお》

一九六〇年、三重県生まれ。名古屋市立大学医学部卒業。医学博士。臨床心理士。いそべクリニック院長（愛知県海部郡蟹江町）、大井町こころのクリニック理事長（東京都品川区）。「可能な限り少ない投薬」と「カウンセリングを中心とした精神療法・心理療法」を診療方針として、日々、臨床に携わる。東京福祉大学教授、愛知県教員組合メンタルヘルス顧問医。『人格障害かもしれない』『発達障害かもしれない』『「うつ」かもしれない』（以上、光文社新書）、『知らなかった「社会不安障害（SAD）」という病気』（講談社+α新書）、『身近な人が「心の病」か迷ったときに読む本』（小学館）、『不登校・ひきこもりの心がわかる本』（講談社）など著書多数。

幻冬舎新書 265

パニック障害と過呼吸

二〇一二年七月三十日 第一刷発行
二〇一八年九月二十五日 第三刷発行

著者 磯部潮

発行人 見城徹
編集人 志儀保博
発行所 株式会社 幻冬舎
〒一五一-〇〇五一 東京都渋谷区千駄ヶ谷四-九-七
電話 〇三-五四一一-六二一一（編集）
〇三-五四一一-六二二二（営業）
振替 〇〇一二〇-八-七六七六四三
ブックデザイン 鈴木成一デザイン室
印刷・製本所 株式会社 光邦

Printed in Japan ISBN978-4-344-98266-6 C0295
い-18-1
幻冬舎ホームページアドレス http://www.gentosha.co.jp/
*この本に関するご意見・ご感想をメールでお寄せいただく場合は、comment@gentosha.co.jp まで。